Chapter

人體的四季保養

春生、夏長、秋收、冬藏，
隨著季節的遞嬗，
萬物因而有著不同的運行法則；
人體當然也因不同的天時，
而有不同的保養重點，
若能遵循自然之語，
把握養生秘訣，必能永保安康。

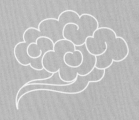

1 春天是養肝的最佳時節

春天為人體注入了陽氣，讓人體有動力去衝擊身體內的病灶，而這種動力正是以肝火的方式來展現，因此春天正是養肝、除舊疾的最佳時節。

　　春天，冰雪溶化，萬物復甦，到處都洋溢著勃勃生機。這種源源不絕的生命力，為每個人的身體注入了強大的動力，而這種來自於天地間的自然能量，絕非藥物可比，所以在這個時節裡，我們若能借天時之力來袪病除疾，正是趁勢大行其利。

　　為什麼春天時，人體舊有的疾病特別容易復發呢？這是因為春天給人體注入了陽氣。而人的身體有一個本能，那就是一旦有了動力，它便開始衝擊身體內的病灶，並將病邪趕出體外。這就好像是勤快的主婦，看到家裡髒亂就一定要打掃一樣。這種力量正是借助肝臟來表現，因為春天是肝氣最足、肝火最旺的時候。肝在中醫五行當中屬木，此時它的功能就像春天樹木生長的情形一樣，生機勃勃。

　　不過在這個時節裡，人最容易生氣發火，因為肝膽互為表裡，肝臟的火氣要借助膽經的通道才能往外宣發；所以，很多人在春天時，會莫名其妙地感到口苦（膽汁上溢）、肩膀酸痛、偏頭痛、乳房及兩肋脹痛、臀部及大腿外側疼痛。這時，你只要仔細觀察一下，就會發現出現症狀的地方都是膽經的循經路線。其實，從膽經來抒發肝之瘀氣，是最為順暢的。

求己應用① 發脾氣導致肩痛：**按摩太衝穴**

　　昨天，有位當教師的網友對我說，他白天對學生發脾氣，到了晚上十一點多時（膽經最旺的時辰），突然肩膀疼痛加劇（三焦經的肩髎穴），這時他按摩了肝經上的太衝穴一分鐘，馬上止痛，且睡得香甜。

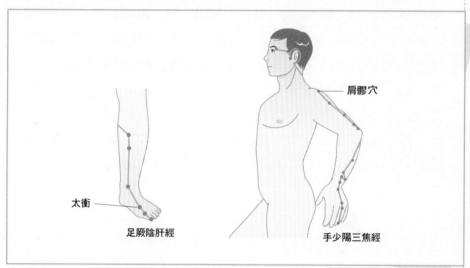

肩髎穴

太衝

足厥陰肝經

手少陽三焦經

⊕ 人體的經絡之間存在著密切的關聯，按摩肝經的太衝穴，可以解救三焦經肩髎穴的疼痛。

求己應用② 肝火宣發引起頭痛失眠：**敲三焦經**

　　有人問：「既然肝火從膽經向外宣發，上面說的那位教師怎麼會在三焦經的穴位上痛呢？」這是個很好的問題，大家仔細留心一下膽經和三焦經的名稱就可以發現，膽經和三焦經都叫做少陽經，其實是同一條經，在手臂上是三焦經，在腿上就是膽經。所以那些敲膽經的朋友們，若敲完膽經後，頭痛失眠，通常是邪氣被趕到三焦經了，此時，若再敲敲三焦經，問題也就解決了。

求包應用③ 因內火外寒而起的咳嗽：**推天河水**

　　春天肝火旺，人體的陽氣開始不斷往外宣發，皮膚毛孔也因而舒張開放，這時最容易受風寒，所以很多人在這時常犯咳喘病，尤其是夜裡咳嗽不止。肺在五行中屬金，正好可抑制肝火（木）的宣發（金克木），但春天是木旺之時，肝氣是最強大的，誰也抑制不了，於是就出現了「木火刑金」的情況。此時肺臟外有風寒阻礙了宣發功能的進行，而內又有肝火相逼，火氣難發，於是就只能藉由咳嗽這個病理現象，來排解內火和外寒了。

　　前兩天有位朋友打電話給我，說她三歲的小孩夜裡突然發燒咳嗽，帶去醫院打點滴，還是遲遲不退燒，問我有什麼良方能夠對治？於是，我讓她給孩子在睡前推天河水500次（用拇指從勞宮穴推至曲澤

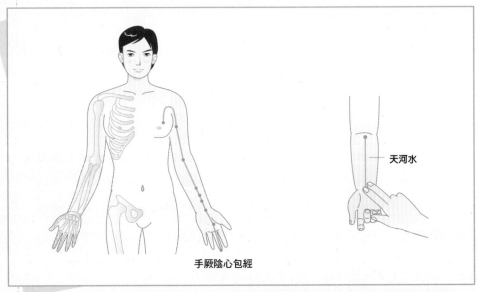

天河水

手厥陰心包經

⊕左圖：心包經和肝經本是一條經，在左臂心包經刮痧，可去除內熱，快速治癒流鼻血。
⊕右圖：給孩子推天河水5～10分鐘，可快速治癒孩子感冒發燒的症狀。

穴）。結果，第二天她孩子就燒退咳止了。還有位朋友說，近幾日每天早晨都會流鼻血，我讓他在左臂的心包經刮痧，一次即癒。這兩種不同的病，我選擇的都是心包經，是因爲考慮到春發的時令，心包經和肝經都是厥陰經，本是一條經，在臂爲心包經，在腿爲肝經，所以肝血的瘀阻，可以借心包經得以宣發。

求 己 應 用 ④ 肝火過旺而眼脹頭痛：**敲膽經**

有朋友又問了：「你不是說，肝經之氣是借膽經而發嗎？怎麼這裡又出了個心包經呀？」其實，這兩條都是肝經的通路，膽經疏肝經

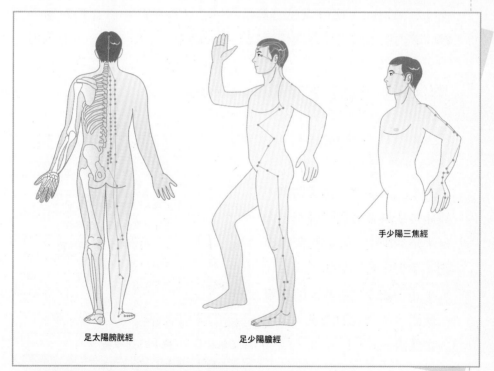

手少陽三焦經

足太陽膀胱經　　　　　　　足少陽膽經

⊕ 春天常敲膽經、三焦經以通肝氣，刮痧或按摩心包經，以行肝血，
　 在後背膀胱經刮痧或用取嚏法以散表寒，祛機體之病邪。

之氣瘀，心包經通肝經之血瘀，側重不同而已。

春天，有人會眼脹頭痛，有人會眩暈耳鳴，這些都是肝火過旺，無從宣泄所致，所以要及時打開宣泄肝火的通路：敲膽經、三焦經以通肝氣，刮痧或按摩心包經，以行肝血，在後背的膀胱經刮痧，或用取嚏法以散表寒，進而借自然之力，除去體內的病邪。

求己應用 ⑤ 肝旺脾虛而抽筋腹瀉：**服用大紅棗、山藥薏仁粥**

有人在春天時，常會腿抽筋、腹瀉，或特別疲倦，這種情況多半是因為「肝旺脾虛」所致。五行中肝屬木，脾屬土，二者是相剋的關係。肝氣過旺，使得氣血過量流於肝經，這時脾經就會相對顯得虛弱。脾主血，負責運送血液灌溉全身，脾虛必生血不足，運血無力，因而造成以上諸多症狀。這時，可服用大紅棗、山藥薏仁粥，以健脾養血，脾血一足，肝脾之間就能平和無偏了。

求己應用 ⑥ 養生關鍵：
遵循十二經絡運行時間

舉上面的諸多情況為例，無非是要讓讀者們了解到，人是宇宙的細胞，需順應天時而動。學習中醫亦是如此，古人云：「不知十二經絡，開口舉手便錯，不明五運六氣，讀盡方書無濟。」

膽　經	⇒ 晚上 11 點～1 點（宜休息勿熬夜）
肝　經	⇒ 凌晨 1 點～3 點（宜休息勿熬夜）
肺　經	⇒ 凌晨 3 點～5 點
大腸經	⇒ 早晨 5 點～7 點（宜排便）
胃　經	⇒ 上午 7 點～9 點（宜用餐）
脾　經	⇒ 上午 9 點～11 點（宜用餐）
心　經	⇒ 中午 11 點～1 點
小腸經	⇒ 下午 1 點～3 點
膀胱經	⇒ 下午 3 點～5 點
腎　經	⇒ 下午 5 點～7 點
心包經	⇒ 晚上 7 點～9 點
三焦經	⇒ 晚上 9 點～11 點

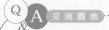 交 流 園 地

Q1：春天時，我肚子像抽筋一樣難受，特別是有點餓的時候，難受得更
    厲害。難受的部位還經常不一樣，肋骨跟心窩的地方總覺得脹痛。
    想問我這是什麼毛病，需要吃什麼藥或是按摩什麼穴位？ ——果果

A1：痛無定處，像是氣竄。試試推腹法，或撥動陽陵泉，再加上旋轉手腳
    關節法。　　　　　　　　　　　　　　　　　　　　　——Daiyan

Q2：每年春天時，母親大腿外側和臀部都會疼痛，久治無效。請問這是
    什麼原因？　　　　　　　　　　　　　　　　　　　——Lorenaa

A2：經絡阻塞，血不下注，自然會麻。可在心包經刮痧。　　——Jnc

夏天應趁機治療冬病

前兩天路過一家中醫院，看到排隊就診的人都排到了門口，原來是大家趁著夏日時節前來針灸，以治療冬天易犯的哮喘病。冬病夏治，善用天時，確實是很高明的療法。

藥王孫思邈說過：「上醫治未病之病，中醫治將病之病，下醫治已病之病。」所謂「將病之病」就是這種現下雖然未發，但卻會在將來某個時候必發的疾病。那就要在未發之時，趕快去除其必發的主因或誘因。消除主因就是要改變體質，去除誘因就是要改變環境。有的人雖然體質沒有增強，但是換了個居住環境，身體的問題也就跟著不藥而癒。

「冬病」就是在冬天易發的疾病。容易在冬天發病的人大多體質虛寒，也就是俗話說的「沒有火力」。常見的症狀就是手腳冰冷、畏寒喜暖、怕風怕冷、神倦易睏等。中醫稱之為「陽氣不足」，也就是自身熱量（能量）不夠，產熱不足，使得寒由內生。這樣的人即使在盛夏，睡覺也要蓋被子、穿襪子。

求己應用 ① 避免虛寒體質添新寒：禁喝冰涼飲品

為什麼冬病要夏治呢？因為冬病患者本身體質就偏於虛寒，再加上冬天的外界環境也是一片冰冷，內外兩寒夾擊，便毫無解凍的可能，所以在冬天治寒症，就像是在雨天裡晾衣服一樣，是很難有所成

效的。然而在盛夏之時，外頭是暑熱驕陽，體內也是心火正盛，這時躲在後背膀胱經及各關節處的積寒，最易被驅趕出來。但若是陽氣衰弱，體內沒有推展之力，就會錯過排寒的大好時機。再加上有很多人體質本來就有些陽氣不足，夏天又大量飲用消暑飲料，如冰鎮啤酒、涼茶等，然後整日在有空調的房間裡工作，那真是陳寒未去，又添新寒。

　　要記住，寒氣是會沈積的，且身體被寒氣侵襲的地方，必會氣血瘀塞，這叫做「寒凝血滯」。若寒氣停留在關節，就會產生疼痛；停留在臟腑，就易產生腫瘤；停留在經絡，就會使經絡堵塞，氣血也就流行不暢，不但會四肢不溫，也常會有手腳發麻的症狀出現。所以倘若不在夏日去除積寒，等到秋風一起，外寒又來的時候，就又會內外交困了。

求己應用 ② 大熱天去積寒：**熱藥涼服、多流汗**

　　那如何在夏日去除積寒呢？方法也很簡單，就是「內用溫熱」、「外散風寒」。「內用溫熱」就是服用偏溫熱的飲食。有人覺得，大熱天吃熱的食物，不是更心煩氣躁？不錯，解決的關鍵就在於熱藥涼服。比如說紅糖薑湯，本來是溫熱暖胃的，但我們如果在夏天服用，可以倒在塑膠瓶中，然後放到冷水裡泡一下，此時，我們雖然喝的是冷凍飲料，到了胃裡卻是熱藥。

　　夏天毛孔大開，最易出汗，而汗為心之液，可瀉過旺之心火，也可將侵入皮膚的寒邪及時排出，所以發汗法是排除體內寒邪的最好方法。借用金庸小說中《九陰真經》裡的第一句話：「天之道，損有餘而補不足」，正好體現了人體應天時而動的自然調節功能，瀉心經之氣

血（火）來補充膀胱經的虛弱（寒）。心，五行屬火，夏天最盛；膀胱經，人體之藩籬，是抵禦外寒之屏障，也是清除內寒之通道，所以夏天身體多汗是上天賜予我們的自然療法，不但可以清除寒氣，發汗本身還可排出體內大量的瘀毒。

求己應用③ 治療腸胃型感冒：
灸中脘、關元、足三里，刮後背加熱水泡腳

但由於在夏天時，我們食用過多的冰涼飲料，導致胃腸中產生大量的寒氣，而本來要用來發汗的心火，於是就被轉去用來溫暖腸胃。此時，體表便缺少氣血來抵禦外邪侵襲。而所謂的外邪，其實也就是空調冷氣。冷氣從皮膚侵入，冷凍飲料從腸胃進入，心火雖盛，但難敵二寒，既不能好好地消化吸收，也不能好好地排汗，結果就出現了所謂的「腸胃型感冒」，發熱無汗，上吐下瀉。

以上所說，看似與多病夏治無關，但其實不然，得先瞭解寒邪出入的原理，才能活用長久應對之計，以下再深入來看看多病夏治的辦法。

求己應用④ 祛除身體虛寒：灸中脘、關元、足三里

如果感覺肚子涼，夏天仍愛吃熱食，且怕風怕冷的人，可用艾條來灸中脘、關元、足三里。只是艾灸的味道有人不喜歡，也有人怕煙，那就不要勉強使用。還有其他方法可以選擇，找自己最樂於接受的方法，效果才會好。如果感覺背脊發涼、怕風，那就先在背後刮痧，若能同時用熱水泡腳，再喝一碗發汗的生薑紅棗湯，或者是胡椒白蘿蔔湯，都很容易使寒氣排出。

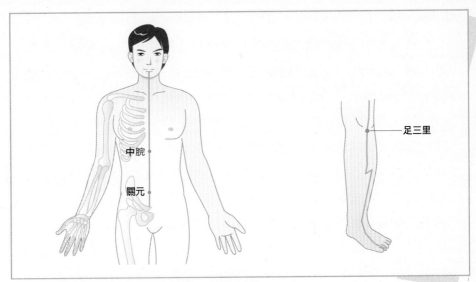

中脘

關元

足三里

⊕用艾條來灸中脘、關元、足三里，對袪除身體的虛寒很有效。

求己應用 ⑤ 排寒氣：**取嚏法**

還有取嚏法，對於身體有寒的人，是最好的方法，尤其是一取就容易打噴嚏的人，那就更要多取。每次取到打不出噴嚏，並微微發汗為止。排除體內寒氣是一件需要長期抗戰的事情，有時甚至需要好幾年的時間才能達成。因為虛寒是一種體質，是胎裡帶來的，如果我們按照先天的生長慣性而不去改變它，那它就會像一株本來傾斜的樹苗，繼續往偏的方向生長。所謂「治未病之病」，就是要從先天體質入手，糾正陰陽之偏。「損有餘而補不足」，才是治病之本。

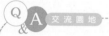 服熱藥上火而起面皰：**在背後刮痧或拔罐**

有人說，我雖然虛寒怕冷，但是一吃熱藥或熱的食物，就會上火，臉上起面皰，牙齦腫痛，必須馬上吃去火的藥才行。這是什麼原因呢？那是因為你表寒過重，雖吃熱藥，也是「冰包火」，外寒不解，內熱直上頭面所造成。外寒就是膀胱經之寒，只要在背後刮痧或拔罐，先行「破冰融化」，再吃熱藥或熱的食物，這時火就會發向背部去禦寒，不再往頭面上跑了。當然，在這邊只是先和大家分享一些基本原理，在實際操作時，還是要根據自己的感受及需求，來取捨，千萬要懂得變通，而不要只是故步自封。

Q&A 交流園地

Q1：我的背老發冷，且全身各個關節也經常發冷，是什麼原因？——寶寶

A1：膀胱經寒氣太多，上背部冷是肺的問題，中間是脾胃，下段是腎和膀胱。
　　　　　　　　　　　　　　　　　　　　　　　　　　——夜晚的彩虹

Q2：用取嚏法，卻老打不出噴嚏該怎麼辦？　　　　　　　——康康sky

A2：用巴掌大的餐巾紙，分成4小塊，正方形或長方形都行。折成對角，搓成細細的小棍子。然後沿著內鼻壁稍稍摩擦，如果你比較敏感，一下子就會止不住地打噴嚏了。
　　　　　　　　　　　　　　　　　　　　　　　　　　——我知道

Q3：請問生薑紅棗茶的做法？　　　　　　　　　　　　　——小小問

A3：生薑（六七片）、紅棗（八九枚）適量，水一斤左右一起煮。——濁世公子

③ 秋天請好好補氣養肺

有些人大便無力下行，且小便難解，其實這都與肺強健與否有關。而秋天正是肺氣最旺的時節，所以一定要好好把握這個時節來保養肺部、補強中氣。

　　按中醫的五行學說，肺屬金，秋天正是肺氣最旺、功能最強的時候，而我們正好可以借此天時以好好保養肺部。肺在中醫理論當中，主要有兩大功能，一個是宣發，一個是肅降。宣發主要是透過發汗、咳嗽、流涕來表現。肅降功能主要表現於兩個方面，一是通調水道，下輸膀胱；二是推展腸道，排泄糟粕。但肅降的功能通常要從病理狀態中才能感知到，正所謂「善者不可得見，惡乃可見」，也就是說它的功能正常時，你根本看不到它的作用，只有在不正常時，才會有症狀表現出來。許多便祕患者並不是大便乾硬，而是大便無力下行；還有人小便難排，要很久才能排出，這些都與肺不肅降有直接的關係。

求包膠用 ① 提升肝腎補中氣：**按摩中府及太淵穴**

　　肺的宣發和肅降的力量來自中氣，也就是脾肺之氣。肺經有個穴叫做「中府」，此乃中氣之府，是中氣匯集的地方，因此為調補中氣的要穴。「太淵穴」是肺經的原穴，穴性屬土，土能生金，其補中氣之力最強，按摩、艾灸都有顯著療效。此外山藥薏仁粥也是補益中氣的佳品。

按摩魚際穴，及太衝穴到行間穴間

有人說，我不想吃藥，是藥三分毒；不想喝粥，操作不方便，那還有其他養肺方法嗎？其實，如果沒有來自內外的雙重侵害，肺本來也不會有病，又怎麼談論去養它呢？來自外界的侵害主要就是寒氣，

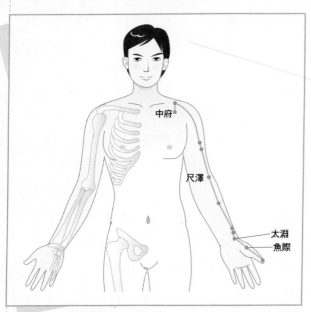

中府

尺澤

太淵
魚際

⊕中府為調補中氣的要穴。太淵穴是肺經的原穴，補中氣之力最強。魚際穴是肺經的火穴，點按可祛除肝火旺所引起的肺熱咳嗽。尺澤穴為肺經合穴，可治上實下虛的高血壓、哮喘症及遺尿症。

寒氣若沒有及時排出，而由毛孔侵入體內，便會傷肺。所以防止寒氣侵入是養肺的重要環節。而來自內部的侵害主要緣於肝火，所以消解肝火也可養肺。魚際穴是肺經的火穴，點按可去除因肝火旺，而引起的肺熱咳嗽。若平日多按摩肝經的太衝穴到行間穴，使肝火及時疏散，火不來克金，肺自然就不會有內患了。

艾灸命門穴、腎俞穴、關元穴及太溪穴

有的人先天肺氣不足，身體沒有火力，畏寒怕冷，說話有氣無力，隨便動一動就喘得要命，含氧量過低，總有吸不到氧氣的感覺，

這就叫做「腎不納氣」。

論治。可以艾灸督脈的命

的太溪穴。艾灸之法，溫

求己應用④ 治療高血壓

還有一種人是肝火旺

（金能克木）。這樣的人常

肺經的尺澤穴。尺，此

「寸、關、尺」，而「尺」

灌溉，由此可知，此穴

化水，則肺氣不壅滯於肺

治上實下虛的高血壓症、

求己應用⑤ 幫助排便：取膻

以上所提到的方法，可

便捷又好用的辦法，那

陰、通天徹地，肺

不足、無力下行

輕易通通暢

妙之法

症

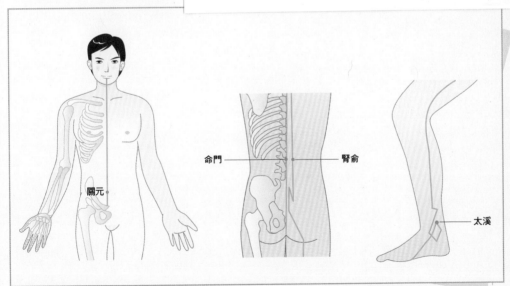

關元

命門 ———————— 腎俞

太溪

◈秋天艾灸命門穴、腎俞穴、關元穴、太溪穴，能夠溫經通脈，對於補肺虛效果很好。

根據個人體質參酌使用。在此提供另一個就是「取嚏法」，上通鼻竅毛孔，下通前後二之宣發肅降之功一舉完成。舉一例，若大便因中氣時，可在排便時取嚏，借其宣發之後坐力，大便就能小便不利者，也可試用此法。取嚏法是鍛鍊肺臟功能的絕諸位一定要善加利用，方可體會其妙處。對於過敏症、虛寒氣瘀症、皮膚諸症，取嚏法皆可一招見效。此法源於本能，所以才有先天之神力。

冬天養生請從避寒開始

冬天是萬物休養生息的季節，也正是我們身體儲存能量的最好時機。
冬天養生首重避寒，若能作息正常，多走路運動，做好保暖功夫，必
能完成有效的避寒保養。

《史記》言：「夫春生夏長，秋收冬藏，此天道之大經也。」古人
倡導「天人合一」，與自然相應，與萬物共沈浮。許多現代科學家也強
調，人就是宇宙的細胞，包含著宇宙的全部資訊。所以我們要順天而
行，借天之力來養生袪病，自然能得到上天的幫助。

《黃帝內經》上說：「冬三月，此謂閉藏」「早臥晚起，必待日光」
「去寒就溫，無泄皮膚」「逆之則傷腎」。古人生活條件較差，冬天也沒
有現在的暖氣設備，更不能隨時攝取足夠的熱量，因此避寒的主要方
法，就是從太陽那裡獲取能量，同時減少體內熱量的消耗。所以冬天
裡，天一黑就要睡覺，太陽出來了才起床。這樣的養生法，放在今
天，卻難以普及，因為大家一早就要去工作，很晚了才下班，還要看
電視、上網，夜生活也很豐富。而這就是現代人的生活方式，誰都不
想改變這種習慣。但古人的養生法，卻又是安身立命的法寶，那應該
如何取捨呢？如果大家仔細分析一下《內經》這段「冬季養生」的文
字，就會發現其實裡面要叮囑我們的就是「避寒」這兩個字。

「早臥晚起」為了「防寒」，「必待日光」為了「散寒」，「去寒就
溫」為了「驅寒」，「無泄皮膚」為了「禦寒」。

「避寒」二字，並不難解，以現代人的生活條件，可以輕易做到，另外還有許多有效的方法，可以幫你把不小心進入身體的寒氣驅趕出去。為什麼我們非要趕走寒氣呢？因為寒氣是導致眾多疾病的直接原因。寒性凝滯，會使經脈氣血阻滯不通，不通則痛。寒性收引，會讓筋脈抽搐，關節屈伸不利。《靈樞‧天年》中黃帝問大醫歧伯，人不能壽終而死的原因。歧伯回答：「薄脈少血，其肉不實，數中風寒……故中壽而盡也。」其中「數中風寒」便是早亡的一個重要原因。所以，我們要健康，我們要長壽，我們就要善於「避寒」。

求己應用① 別在冬天穿短裙

有很多時髦的女性朋友，冬天時，上身穿得厚重，下面卻只穿條裙子，這個裝束，雖然美麗「凍」人，卻是貽害無窮。俗話說：「風從頸後入，寒從腳底生。」雖然血總是熱的，但很多人氣血虛弱，或陽氣不足，新鮮血液很難回流到腳上去，沒有熱血的抵擋，寒氣便會乘虛從腳下侵入，所以為了你的健康，請穿上棉鞋、厚襪和暖褲吧。

求己應用② 治療手腳冰冷：**跪膝法、墜足功、用鹽水泡腳**

還有些人一到冬天，腳總是冰涼，即使蓋上厚重的棉被，也整夜不得溫暖，那就請你多多練習「跪膝法（請參考第二章）」和「墜足功①」，如果能加上「金雞獨立（請參考第二章）」，那就更好了。另外每晚用鹽水泡腳，不僅對暖腳有很好的效果，對凍瘡的防治也很有幫助。其實，公司如果不是太遠，步行上下班是最好的冬季健身法了。我們走得不必太快，但一定要體會腳踩地面的感覺。有的人其實並不會走路，只是用腿拖著步子，腳從沒抬起來，結果連鞋跟都給磨壞了。有

類似情況的朋友，走路時要盡量讓腳內側用力，這樣不但能增強肝脾的功能，鞋跟也比較不會被磨損。

　　冬令進補，我們要吃些什麼呢？怕冷的朋友可以多吃些羊肉、蝦、薑、蒜、胡椒、咖哩等溫熱的食物。羊肉、香菜、蘿蔔湯的補益力最強，美味可口且常吃無礙。《內經》上說：「秋冬養陰。」這句話對於五心煩熱、陰虛火旺、口乾舌燥的人最爲適宜。烏雞、鴨肉、甲魚、銀耳、百合、蓮藕等，都是最好的養陰佳品。

求己應用③ 百歲人瑞的長壽祕方：**艾灸關元穴及足三里**

　　進補的關鍵在於體質，畏寒體質需補陽，虛火體質則需滋陰。有的人，陰陽平衡，身體健康，仍想在冬天讓自己更強壯些，那不妨以

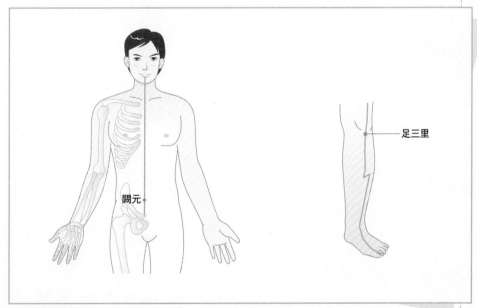

足三里

關元

⊕冬季每天艾灸關元、足三里各 15 分鐘，可以讓身體更強壯健康。

艾灸肚臍下的關元穴，再加上胃經的足三里，兩穴每天各灸15分鐘，
冬天灸它三個月。據說，此法是許多百歲老人的長壽祕方。

「鳥因遷徙而羽豐，獸恃蟄伏而體壯」，冬天是萬物休養生息的季
節，也正是我們身體儲存能量的最好時機。當我們在寒風中嬉鬧玩耍
時，心裡卻溫暖如春，因為，我們時時為蒼天的濃愛而感動，更為這
份感動而欣喜。

註解：① 想像腳上綁著沙袋走路，將意念全部集中在前腳掌，用意念在腳底上用力，而不是真的肌肉用力。
　　　　墜足功將使你全身放鬆，氣血意念灌注於腳心，很快就能打通足底腎經。

Chapter 2

養生祕方隨手可得

其實袪疾治病並不難，
只要願意用心觀察、努力嘗試，
隨處都有簡單易行的養生祕方能恣意擷取。
若能參酌自己的使用靈感，
亦能激發出專屬的獨家良方。

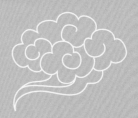

1 到處都是祖傳祕方

每個人都擁有上天所賜予的祕方，不如從生活中，去尋找屬於你的那一份！

有朋友勸我說：「你怎麼把知道的都說出來呀！不怕教會徒弟，餓死師父嗎？」我說：「本來就沒有什麼祕密可言，到處都是祖傳祕方，有什麼好怕丟失的呢？」每個人都有上天的賜予，不如從生活中，去尋找屬於你的那一份！

總有人在爭論「中醫到底是哲學？還是科學？」其實不論是哲學、科學，或醫學，都不過是生活的工具而已，不要反過來把生活投入到它們的圈套裡去，反而成了「生活是為了哲學和科學」。科學是人類的奴僕，而不是統治我們的主人。某些時候，這些學科門類更像是裝載不同能量的容器，有的方、有的圓，有的可方可圓，有的可大可小。不要企圖用小的容器來裝載大的，也不要企圖用方的容器來裝載圓的，我們發明這些工具不是為了互相裝載，也不是為了互相替代，而是用來方便生活的。人們發明的東西，不論是哲學還是科學，不過是想讓我們的生活更自由、更寬闊，而不是讓我們的思想更拘束、更狹隘。

再宏偉的殿堂也是供人來居住的，你去膜拜它，它就盛氣淩人，你若端坐大堂上，它不過是你家的客廳、廚房。我們總是懷著卑微的心走進華麗的藝術殿堂，其實，那些藝術品哪個不是在等待我們去鑑賞品評呢？否則，此時它們讓我們看到又有什麼意義呢？

2 老年保養首重氣血下行

老年人常頭重腳輕、步履蹣跚、腰酸膝痛，同時有高血壓、關節炎、糖尿病、心血管病、前列腺炎等疾病，其實，這些都是氣血沒有好好運行到足部，所引起的病症，所以老年保養首重氣血下引。

　　老年病症多不勝數，防不勝防，以致我們無從下手。其實，這些都是「上實下虛」之症，也就是氣血不足，氣血運行不到足部，所引起的病症。俗話說「人老先老腳」，一棵大樹，只要樹根不壞，樹就不會枯萎，所以只要我們腳上的氣血充足，全身的血流就能暢行無阻。所以古人有每日搓腳心百次的養生法，還有赤足走路健身法，都對防止衰老有很好的效果。今天我再告訴大家一個引血下行「三部曲」，見效更快，而且這三步曲還是特別適用於老年人的有效健身法。

求己應用① 引血下行排濁氣：**推腹法**

　　首部曲就是所謂的推腹法，腹部的「三濁」（濁氣、濁水、宿便）如果不及時排出的話，氣血就難以運行到下肢，這時下肢就會由於缺血而出現膝痛、水腫、傷口不癒等病症，所以推腹是引血下行的第一步。

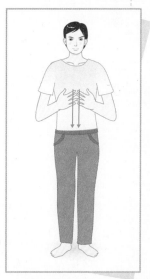

❧ 推腹法就是以手指、手掌或拳頭，由心窩向下推到小腹。每天早上起床後、晚上睡覺前多推幾回，就能將腹部的阻滯點推散，許多慢性病將因而痊癒。

　　若氣血不易一下子引到腳底，那就先引到膝蓋，膝蓋氣血充足，離腳底也就不遠了。在一個不太軟的床上或地毯上，跪著行走，氣血就會源源不斷地流向膝蓋，膝蓋由於新鮮血液的供養，而使寒氣驅散，積液可消，腫痛可化。但有人膝蓋有傷痛，那就先在較軟的床上跪著不動，逐漸緩緩運動，很快便能適應，膝蓋也就不痛了。

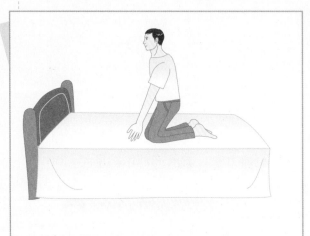

⊕ 跪膝法就是每天跪著在床上走一走。

金雞獨立

　　做完了跪膝法，再練金雞獨立，你會突然發現可以閉著眼睛站更長時間。這是由於跪膝法已經把大量的氣血引到下肢，下肢有力了，當然腳也就站得更穩了。用金雞獨立可以引氣血將腳上的六條經絡（肝、膽、脾、胃、腎、膀胱）原穴沖開，這樣，氣血才能運行得更加持久有力。那

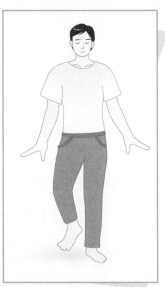

⊕ 雙眼微閉，兩手自然放於身體兩側，任意抬起其中一隻腳，保持平衡站立五分鐘。

時，什麼關節炎、高血壓、糖尿病，就通通與你絕緣了。

以上「三部曲」方法很簡單，適應症也極為廣泛，腹脹、頭痛、腳寒、失眠等都適用；另外心情煩躁、焦慮不安的人，練完此三部曲，就會覺得心情平靜，頭腦清晰。如果在跪著走的時候，同時敲打左側的心包經，那麼效果會更佳。有高血壓的朋友，再點揉一下肺經的尺澤穴，你會立刻感到頭腦清明。

年紀大的父母就是老小孩，有時我們要學著哄他們、鼓勵他們，讓他們看到希望，看到未來的美好，幫助他們找回年輕的感覺，這樣他們就能真的永保年輕了。

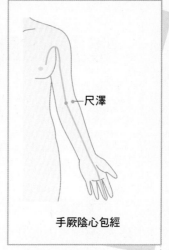

尺澤

手厥陰心包經

將跪膝法與敲打左側心包經相結合，效果更好；有高血壓的朋友，按摩尺澤穴，可使頭腦清明。

③ 轉動關節以治療肝病

轉關節能調動全身十二條經絡原穴，可調養肝病症狀，還可將宿便、失眠、肝斑、面色灰暗等問題一併解決。轉關節同時也能改善心臟供血不足的問題，是很好的降壓之法。

　　以下是網友「海的女兒」在我的部落格上所發表的養生方法，實用又好操作，因此特別收錄於本書中與大家分享：

求己應用① 去除肝斑背痛：**轉關節**

　　這幾天正在學習針灸穴位圖，發現下手腕關節、腳腕關節等部位有很多重要穴位及原穴（中里老師曾經說過，太衝穴是肝經的原穴，「原」就是「發源、原動力」的意思）。這讓我想起姨媽曾跟我說過的一個鍛鍊功法，在此與大家分享。姨媽說，她的一位男性鄰居，已八十多歲，耳不聾，眼不花，每天最喜歡做的運動就是轉手關節和腳關節，每天轉300下。於是，我也學著轉關節。轉了一週，就得到了很大的收穫。

　　我是肝病患者，不久前才剛出院，肝指數還沒有完全正常，臉上有肝斑，後背沈痛。但這幾天轉全部關節各300下，僅僅一週，臉上的肝斑沒有了，身體感覺輕鬆許多，心情也好了很多。我想，這是因為轉關節有著牽一髮而動全身的功效，用最簡單的動作就能治人體最嚴重的疾病。但我不太明白箇中道理，還請中里老師說明。

海的女兒

上文所言才是眞正的祖傳祕方，小小的功法，卻能調動全身十二條經絡原穴。原穴本來就是各條經絡相通的介面，這一轉，堵塞不通的經絡就瞬間被接通了。

有許多人的表裡經、子母經交接不暢，如肝膽爲表裡，膽經是肝經排濁氣的出口，若交接不暢，濁氣就會堵在肝經裡，肝必會受到損害。肝經屬木，心經屬火，木爲火之母，二者爲母子關係。若兩經交接受阻，必然會形成「木不生火」的情況，也就是所謂的「心臟供血不足」。此法能解除肝斑、面色灰暗等諸多問題，具有神奇的美容療效。

求己應用 ② 治療睡眠品質不佳：**抬腳寫字**

前兩天，還有網友在回應中說此法對足寒症效果甚佳。我也曾推薦給一些睡眠品質不好的朋友，大家都說有效。爲了增加大家的興趣，我也建議大家平躺在床上，雙腳同時寫「馬」字，右腳寫正字「馬」，左腳寫反字「馬」，然後再寫個「氏」字，也是一正一反。或者同時採順時針，或逆時針轉足，或一順一逆、一抬一壓，不管哪種方式，只要能轉到關節都可以。

有人問，此法可有治療高血壓的效用？每日轉腳至酸，引血下行，這自然就是最好的降壓之法。至於常坐在電腦桌前的人們，更是可以隨著音樂，轉轉手腕，便能紓解眼睛疲勞、肩頸酸痛等問題，心中鬱悶有火氣者向外轉手腕，心血不足需安神定志者，雙手向胸腹內旋轉。

⊙瑜珈體位法中的轉關節 　　　　　　　　　——小淨

其實，轉關節的方法在瑜珈體位法的初級練習中非常普遍。在我使用的瑜珈教材中，這類體位法屬於祛風系列中的抗風濕練習，從始於腳尖的腳趾關節開始，依次是腳踝關節、膝關節、大腿根部的關節、腰椎、手指關節、手腕關節、肘關節、肩關節、頸部，分別都有屈伸和旋搖的動作練習，一共是16組。

在瑜珈相關的印度古代醫學中，風、酸或膽汁是調節身體平衡的重要體液，而祛風系列姿勢可以幫助人體把過多的風和酸從體內排出。這套抗風濕練習，堪稱是瑜珈體位法中最簡單的一套動作了。不管是男女老幼，胳膊或腿僵硬的，體力不支的，甚至是在最初的身體康復期間臥床不起的病人，只要能如法練習這套動作中的一個或幾個，都能有很好的效果。

可惜的是，越簡單的東西，就越容易被人忽視，連很多瑜珈老師教體位法課程時，都把這套「初級」練習一帶而過，何況是對瑜珈不很瞭解的門外漢呢？因此，中里老師提到了關節旋轉法，讓我很激動，在此熱切地推薦這套動作。希望老師和朋友們多多給予指點。

瑜珈中這套轉關節功法對每個部位的練習都有詳細的設計，在這裡就不加細說，但主要原則有二：

1.要保持脊椎的正直。人或坐、或臥、或站，但上半身一定要處在自然的正直狀態，不要僵硬和扭曲。

2.要保持放鬆。活動哪個關節，除轉這個關節必要的那幾塊肌肉以外，其他部位就要盡量保持放鬆，就好像完全失去控制一樣地癱軟下去。這一項需要慢慢練習才能做到。

比如說，很多人旋轉膝關節的時候，大腿根關節也會下意識地跟著

動；旋轉踝關節的時候，膝關節也會不自覺地緊張起來，這些習慣需要在練習中慢慢調整。最初轉的時候動作要慢、均勻，要專注，儘量體會這種放鬆的感覺，要練到每個關節轉動時都能「相對獨立」。

人在疲倦的時候，這套動作效果更明顯，而且這套動作本身不怎麼花費力氣。還有，這套動作尤其適合那些年老體弱的人，你可以幫他們做，還可以教他們自己做，效果都很好。

⊙轉關節清宿便

———怡然

做了近一個月的轉關節，感覺非常好！剛開始時，每天會排便3～4次，大便顏色偏綠。一周之後，逐漸變為每天排便1次，但大便還是偏綠。到 20 天後，大便開始轉為黃色，非常健康！而且也不像從前那麼容易掉頭髮，睡眠品質也變好了！

4 撞丹田強化身心靈

這個功法適合每個想要強健身體的人，如果你總覺得心有餘而力不足、有勁使不出，或是心神不定、魂不守舍，你都能從「撞丹田」中找到解決之法。

　　人生在世，我們不想只滿足於不生病，不想自己是一個易碎的花瓶，每天都要小心翼翼地抱在懷裡，生怕有一點碰撞。我們想讓自己更強壯，就像路邊的荊棘，禁得起風雨嚴寒，禁得起路人踩踏。讓身體強壯的方法，自古就有，而且我們每個人都有這份權力去實行。如果有人問，我需要做些什麼準備呢？只要拿出一點自信，馬上就可以開始進行。

　　但這點自信真能那麼痛快地拿出來嗎？很多人總是有許多推託的藉口，他們說，只有掌握了高超技法的人才會有自信；只有修練得道的人才會有自信；只有本身就強壯的人才會有自信。對於他們這些原本虛弱的人來說，還需要慢慢地積累知識，慢慢地儲備能量，得循序漸進，怎麼能著急呢？乍聽之下，他們這種說法或許很有道理，但其實一切的積累，一切的儲備，一切的增長，如果不是以自信為前提，那麼無論擁有多少，你內心仍然會猶疑不定，因為你永遠都覺得自己沒有資格，總是弓著身子走路，怎麼可能有高大的一天呢？長久的力量不是外來的，它就在你的內心之中。一念之差，就將改變人一生的命運。

求包應用① 強健體魄讓身心合一：**撞丹田**

　　少林武功中有招強壯身體的方法叫做「鐵布衫」，就是用一個裝滿石子的細長沙袋來敲打腹部。小時候，家裡有很多這樣的沙袋，在我四五歲時，父親就讓我拿沙袋每天敲打肚子和兩肋，結果練成了「鋼肚」。上學的時候，我經常讓班上的同學用拳頭來打，打得他們個個氣喘手疼，我卻仍然談笑自如，而且覺得肚子暖洋洋的，舒服極了。隨著年齡的增長，更加注重身體的保養，發現「鐵布衫」的功法過於剛猛，並且在擊打的瞬間，要閉氣繃緊肌肉，有違養生「自然順隨，鬆靜合一」的要旨，於是便以「撞丹田」來取代。

　　「丹田」的具體位置，自古說法不一，通常分為位於兩眉間的「上丹田」；兩乳間的膻中穴為中丹田；位於臍下一寸三分者為下丹田。今天要撞的就是這個「下丹田」。我們要撞的不是一個點，而是一個面，位置就在肚臍上下左右巴掌大的一塊地方。「撞丹田」適用於所有想要身體強壯的人，它將幫你找到人體的能量庫，讓你體會身心合一的境界。

　　找個像水泥電線杆一樣粗細和平滑的大樹來撞，效果最好。站在樹前，兩腿略分開，肚子離樹幹約15公分，然後用肚臍去撞樹就可以了。動作要點在於，開始撞時，力量一定要輕，幅度要小，最好穿運動衣褲，撞的時候

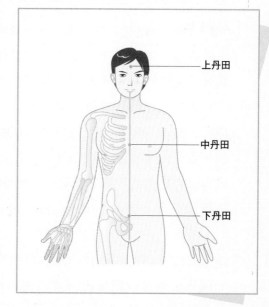

上丹田

中丹田

下丹田

全身放鬆，不要憋氣，不要繃緊肌肉。請先感受一下撞「丹田」時腹內臟腑衝擊的感覺，可以閉上眼睛，仔細體會，呼吸保持自然而悠閒。說是「撞」，其實那是以後的事，開始練習的時候，應該叫做「靠」更為準確。每天撞個幾分鐘，慢慢地，你多半就會撞上癮了！

求己應用 ② 撞丹田有助靜坐及內力增長

這個功法適合每個想要身體強壯的人，如果你覺得「心有餘而力不足」，如果你覺得「有勁使不出」，如果你覺得「心神不定，魂不守舍」，如果你覺得「體力透支，難以積蓄」，你都能從「撞丹田」中找到解決之法。「撞丹田」將幫你找到人體的能量庫，讓你確實感受到什麼是人體的「內力」。很多人打坐難以入靜，「撞丹田」可以幫助你輕鬆達到身心合一的境界。

「撞丹田」會使你的內力增長得很快，一段時間後，你就可以從「靠」轉成較為有力的「撞」了。這時，你會發現原來腹部鬆弛的贅肉少了很多，取而代之的是柔軟而富有彈性的肌肉，這種肌肉與健美運動員的壯碩不同，但來得更為結實。

如果有年輕朋友想練「鋼肚」，那「撞丹田」可說是最安全有效的捷徑，若每天堅持，大概只要三年的時間，當你氣運丹田時，差不多就可以像汽車輪胎那樣強健了。但要注意「撞丹田」不適用於孕婦，或腹部有動過大手術者（腹部有腫瘤或有出血病灶點的人），以及撞腹後感覺不適，或對此功法存有疑懼的人。

練此功法要順其自然，不可急功近利，與「推腹法」一同練習，效果更佳。有些朋友肚子上的贅肉較多，用推腹法根本沒什麼感覺，一撞丹田便發現敏感點。這時再用推腹法，則事半功倍。「撞丹田」

的好處太多，我把它當做最方便的養生法，我經常在心煩時撞、疲勞時撞、生氣時撞、憂慮時撞，總之，感覺它是個取之不盡的力量源泉。

推薦這個方法，其實更想看到的是你能撞出勇氣，撞出自信來。生活本來就是要去感受煩惱、感受恐懼、感受疾病，這些都無法逃避，而我們需要的就是迎向它，並且撞擊它。藉由「撞丹田」，來撞出你心靈的智慧，撞出你身體的強勢，撞出你心底的力量。

Q&A 交流園地

Q1：「撞丹田」的方法，能否用雙手拍打腹部代替呢？如果只是對牆撞，我試了一次，感覺腹部很涼，後來用雙手拍打肚臍到關元的區域，感覺皮膚很熱，還有點發麻發癢的感覺，這樣是否效果相同？
————有心人

A1：「撞丹田」這功法，只是一個基本模板。各位可根據自己的理解、方便、環境、體質，自行改造發明。法無定法，可行就好。——中里巴人

Q2：壓力大，心情抑鬱，總覺得胸中有股氣堵著，想使勁地長吼幾口氣，把胸中的鬱氣排出去，可有什麼方法治？————心事重重

A2：「撞丹田」專門治這種病症。————高徒

5 敲帶脈治療婦科疾病

敲帶脈是治療便祕的妙方，更是調理月經及治療各種婦科病症的良方，透過敲帶脈還能達成快速減肥和美容的功效。

以下是「熊熊和寶寶」女士在天涯社區網站所發表的文章，文中介紹了一個簡單易行的便祕治療妙方，特別收錄於本書中，和大家分享：

求己應用① 治療便祕：**捶打腰部帶脈**

這個方法很簡單，你只要躺在床上，然後用手輕輕捶打左右腰部，每天捶打100次以上。我一般是睡覺之前捶。剛開始的兩天，都還沒什麼反應，但到了第三天就開始不斷拉肚子，非常神奇。並且從第四天開始，食慾就減少了許多，口味也變得清淡許多。然後排便的情況，還持續進行著，人也不覺得有哪裡不舒服，就是明顯地拉得多、吃得少。

如果你有興趣試試的話，請告訴我，你是不是也食慾減退。因為我看到別人介紹這個方法的時候，只提到了便祕消失，沒有說會降低食慾，我不知道是不是我自己體質的問題，但可以確定的是身體變得越來越輕鬆，而且臉上痘痘也都消失不見了，真是一舉兩得！

熊熊和寶寶

　　我看了這篇文章，感到很高興，又是一個超級簡單的健身法，但效果真是如此神奇嗎？我需做個仔細的研究和實踐，起碼要保證安全，才好向那些信任我的朋友們隆重推薦。其實我做許多事情並不總是如此縝密，通常是感性多於理性，直覺多於分析。如果單單是我自己的話，在沒有實踐之前，我已經接受這種方法了，我覺得它可行，並且是非常上乘的健身法。因為所敲的部位，正是人體中很重要的一條經脈──帶脈。

求己應用 ② 婦女調經：**疏通帶脈**

　　取名「帶脈」，有兩層含義，一是此經脈像是一條帶子纏在腰間，二是因為與婦女的經帶關係密切，依照現代的話說，就是專管調理月經及婦科各器官功能的重要經絡。帶脈是奇經八脈之一，有「總束諸脈」的作用。

　　人體其他的經脈都是上下縱向而行，唯有「帶脈」橫向環繞一圈，好像把縱向的經脈用一根繩子繫住一樣，所以哪條經脈在腰腹處出現問題，如鬱結氣滯，瘀血堵塞，都可通

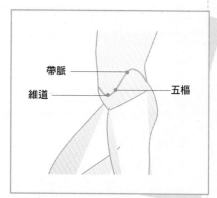

⊕敲打帶脈，可解除便祕之苦，還可調經止帶及疏肝行滯，消除諸經在此處的血瘀積熱，也善治各種疝氣疾病。

過針灸帶脈的方法來進行調節和疏通，而且帶脈上的三個穴位「帶脈（與經同名也叫帶脈）、五樞、維道」，又全都壓在膽經上，所以敲擊此處有同於敲打膽經之妙。

　　有網友擔心，這樣一敲會不會敲壞了腎臟？其實從人體解剖位置

來看，敲擊的位置離腎還很遠，那個位置應該是結腸的部位，右側爲升結腸，左側爲降結腸，震動結腸，有利於通便。而且是平躺著，對於稍胖一點的人來說，正好敲的就是腹部兩側的贅肉。肉又多，敲得又輕，還是很安全的。

求己應用③ 美容養顏：敲帶脈及推腹法

於是我將此法告訴了老婆及兩位女性友人，她們一聽可以減肥和美容，都躍躍欲試。我自己也每天敲打兩次，看看有無額外的收穫。兩位朋友都是大便較爲正常的人，所以反饋說，無異常變化，只是敲的部位有些發癢，大便似乎更順暢了些。老婆也說大便比往常量多些，敲著比較舒服。我自己也試了幾次，感覺此法很平和，如果敲完帶脈，再使用推腹法，效果會更佳。

有朋友還是會擔心，若是敲後腹瀉不止，消瘦厭食，豈不麻煩？若當眞遇此情況，可服用山藥薏仁粥，補氣養血。不過若是孕婦，請避免採用此法，安全第一。

用帶脈來治療婦科病，古時是常用之法，有調經止帶及疏肝行滯的作用，有益於消除諸經在此處的血瘀積熱，同時也是治療各種疝氣疾患的必選經脈。但現代的針灸師大多忽略此脈而不用，因爲，即使是專業的教科書，對「帶脈」的介紹，也只是寥寥數語，一帶而過，沒有更多臨床的分析和總結。所以今天重新來敲打帶脈，想來是一件很有意義的事情。就像是不經意的挖掘，就挖出了寶藏來。

6 膽汁胰腺減肥大作戰

膽汁與胰腺正是消解人體多餘脂肪的兩名大將。得先讓這二位大將積極動起來，才能迅速解決肥胖的問題。透過膽汁和胰腺的運作，減肥其實可以減得很輕鬆，而且不對身體造成任何傷害。

「瘦」似乎已經成了現代人刻意追求的時尚了。每次和女性朋友們談到減肥的話題，大家就會頓時眼睛發光，興致盎然。其實許多女士，身材勻稱，體型豐滿，非常健美，但仍迫不及待地要修煉成「魔鬼身材」。

但瘦也得要瘦的健康，瘦得結實，瘦得有精神才好。如果減肥減到面色灰暗，渾身無力，無精打采，皮膚鬆弛，一副病懨懨的樣子，甚至引發身體機能紊亂的情況，那就真的是得不償失了。

通常減肥都不是件輕鬆愉快的事情，要每日節食，而所要節制的飲食，也都是最愛吃的美食。看到喜歡的佳餚，不敢吃、不能吃，心裡肯定覺得不愉快。況且還要經常忍饑挨餓，簡直成了苦行僧，好像執意要與身體作對。凡是讓身心互相抵觸的做法，都很難持久，這種屢試屢敗的經歷，對自身精神的傷害遠大於減肥，減肥失敗所帶來的心理挫敗感，更容易讓人喪失自信。所以，我們最好能以自己喜好的方式去達成目標，讓身心協調，這樣去做事，既輕鬆愉快，又容易成功。

求己應用① 瘦腿：從腿根部推到膝窩

減肥其實可以很簡單地完成，而且對身體毫無損害，而影響減肥成功與否的最大關鍵，就在於中醫所說的「肝鬱，脾虛」。肝鬱使膽汁分泌不足，脾虛使胰腺功能減弱，而膽汁與胰腺正是消解人體多餘脂肪的兩名大將。得先讓這二位大將積極動起來，才能迅速解決肥胖的問題。

消解肝鬱的最佳方法就是多搓揉肝經上的太衝穴至行間穴，大腿贅肉過多的人，最好用拇指從肝經腿根部推到膝窩曲泉穴100次，這通常會是很痛的一條經，每日敲帶脈300次，用拳峰或指節敲打大腿外側膽經3分鐘，撥動陽陵泉1分鐘，揉地筋3分鐘，這樣肝鬱的問題便能很快得到解決。

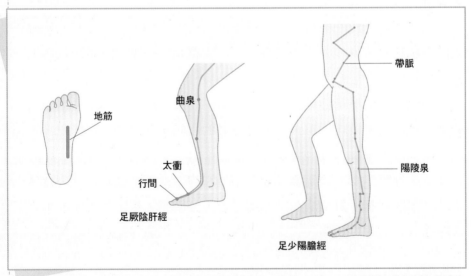

地筋

曲泉

太衝

行間

足厥陰肝經

帶脈

陽陵泉

足少陽膽經

⊕常揉肝經的太衝到行間，從膽經腿根部推到膝窩曲泉穴100次，每日敲帶脈及大腿外側膽經3分鐘，撥動陽陵泉1分鐘，揉地筋3分鐘，如此不僅能解肝鬱，還能達成快速減肥的療效。

求己應用② 治療因肝鬱而起的婦科疾病：**敲帶脈**

肝鬱也是乳腺增生、子宮肌瘤、卵巢囊腫等許多婦科疾病的主因，還有痛經、偏頭痛等病症也與肝鬱關係密切，減肥若能連帶預防婦科疾患，那才更有長遠的意義。

敲帶脈可消除腰部贅肉，敲膽經可減臀部和大腿上的贅肉，此二法實爲一法，都是在疏通膽經，因爲「帶脈」也是膽經在腹部的一段。如果用此二法一段時間，沒有出現大便增多或食慾略減的效果，那就請使用第二招，直接從增強脾經入手。

脾虛最影響腸胃的消化功能，吃完飯就肚脹，喝點水也停在胃裡不動，大便總是無力下行。這樣的人，身上的贅肉軟得像一團棉花，兩腿沈重不願邁步，大白天也總想睡覺。

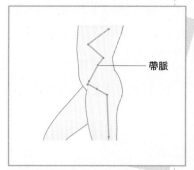

⊕ 常敲帶脈，可幫助消除腰部贅肉。

求己應用③ 脾虛食補：**山藥薏仁芡實粥**

脾虛可用食補，最好的食物就是山藥薏仁芡實粥了。胃寒可去薏仁；胃熱可去芡實、山藥，換成綠豆，綠豆薏仁粥，最袪濕熱，對於肝旺脾虛，舌苔黃膩的人，最爲對症。如果胃寒、怕冷又脾虛的人，便要袪寒濕而養胃，扶中氣而健脾。如果吃一點東西馬上就飽脹難消，那是心臟功能虛弱，供給胃用於消化的氣血不足，此時補心就是健脾。

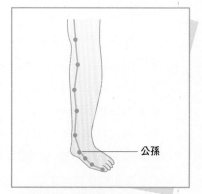

⊕ 經常按摩小腿脾經，刺激公孫穴，再配合內服粥藥，健脾效果自然能更上一層樓。

每日空腹多吃些小棗，既補血健脾，又益氣通便，大棗補血，小棗活血，夏日以服用小棗為佳。有人說喝了山藥薏仁芡實粥，反而腹脹，認為自己是虛不受補，其實這是因為你腹中濁氣太多，平日無力排出，而此粥補氣最快。當清氣生起時，必然驅趕濁氣，兩氣相爭，一時難出，便覺飽悶腹脹。此時喝一碗白蘿蔔湯，胃寒者可再加上一點胡椒粉，自然脹隨屁解，腹中頓時暢快。此時再喝山藥薏仁芡實粥，就會覺得平順無礙了。此外，經常按摩小腿脾經，重點刺激公孫穴，配合內服粥藥，健脾也並非難事。

脾胃功能健旺，減肥自是隨心所欲的事情。身邊有許多朋友只敲帶脈、推腹就能順利減肥，但也會有人效果不佳。其實無妨，用這些方法，會得到許多額外的好處，無意中祛除了慢性病，可能比減肥更有價值。

讀者回應

⊙ 想瘦哪兒就敲哪　　　　　　　　　　　　　　　　——遠方

我給朋友介紹的方法更簡單，想瘦哪兒就敲哪。通常哪個地方的贅肉多，說明經過這裡的經絡出了問題，你敲打這裡，會把氣血集中到這裡，氣血集中過來，此處的經絡運行旺達，贅肉就會搬走，自然就達到打哪兒瘦哪的目的。此法簡單易學，有心人可以試用驗證一下。有一點需要說明的是，在敲打後，敲打部分可能會先胖起來，這是細胞充水的表現，然後才會瘦下去。人體其實就是一個很天然的藥庫，真正能正確地使用好這個藥庫，就不用求醫了。

7 神奇的足底反射療法

足底反射療法功效卓越，但必須接通反射區和病灶點的線路，才能達成功效。若精於此，腳底按摩這個尋常的保健辦法，馬上就能變成治病奇方。

有許多朋友經常在外面做腳底按摩，但並沒有感到有什麼神奇效果，也許認可其保健的功效，但其治療的作用，卻一直被輕易地忽略。昨天，正好碰到一個很好的案例，拿來與朋友們共用，只是想讓大家再發掘一下自家的「後院」，或許還有許多財寶沒有發現呢！

求己應用① 必須接通反射區和病灶點的線路

昨天夜裡，鄰居家劉姐的兒子來敲門，說他媽媽突然胃痛，而且痛到直不起腰來。我到她家的時候，見劉姐側躺在床上，蜷縮著，痛得連話都說不出來。我問了一下起因，說是剛吃了個蘋果，然後就胃痛，還有些噁心想吐，且心臟位置也不舒服。我急掐了她左手的內關穴一分鐘（若胸腹同時出現症狀，這個穴是有效的），她說胸不難受，也不噁心了，只是胃痛依舊，毫無緩解。

她兒子說，剛才已經幫媽媽做了半個小時的腳底按摩，揉的是胃和小腸反射區，還有下

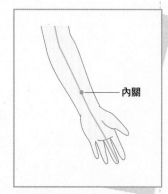

內關

⊕ 掐按內關穴，可迅速緩解胸悶、噁心等症狀。

身淋巴反射區、心臟反射區，沒有一個地方管用。劉姐是一個非常重視養生的女士，每週都要去健身房運動，去做腳底按摩，對於腳底的穴道知道的比專業按摩師都清楚，她常常自誇說，自己可以去辦腳底按摩班了。看她痛的位置是在胃脘部，又是突發性的，於是我選取了胃經的郄穴梁丘（郄穴治急）；不痛，選擇足三里（合穴治腑），無覺，便皆不用。

再選脾經的郄穴地機，痛不可摸，於是我便按住此穴不動（以其耐受度為準），然後讓她兒子再來按摩腳底的反射區，她兒子只輕輕按了一下她十二指腸反射區，劉姐的腳馬上像觸電一樣，急忙縮回，說：「痛死我了！」。但只要我一鬆手，不按地機穴，再按腳上十二指腸反射區，就又沒感覺了。於是，我按住地機穴不放手，然後讓她兒子仔細按摩反射區，只兩分鐘，劉姐覺得胃脘已經不痛了，肚子開始「咕咕」地叫起來，並感覺胃腸在蠕動。這時，我鬆開手，但地機穴還是疼痛不減，我說：「好了，這下反射區和臟腑的病灶點接通了。」我又幫她摸了一下脈，「肝旺脾虛」之象，看來又是生氣造成的。

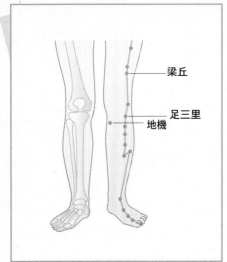

⊕ 刺激梁丘、足三里或地機，接通足部十二指腸反射區和病灶點的線路，可快速治好胃病。

梁丘
足三里
地機

腳底反射區療法功效卓越，但必須接通反射區和病灶點的線路。所以，能否找到中斷點，並將其連接，才是此技術的心法要訣。若精於此，腳底按摩這個尋常保健之法，馬上可以身價百倍，變成治病奇方。

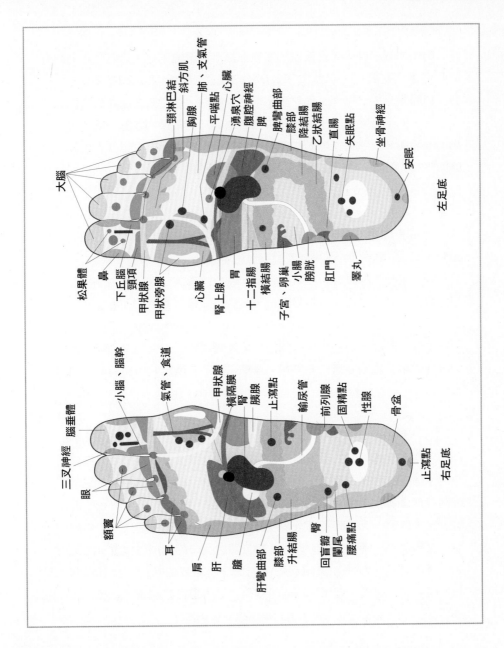

左足底

大腦

頭淋巴結
斜方肌
胸腺
平喘點
肺、支氣管
心臟
湧泉穴
腹腔神經
胰
脾彎曲部
降結腸
乙狀結腸
直腸
失眠點
坐骨神經

安眠

松果體
鼻
下丘腦
頸項
甲狀腺
甲狀旁腺
心臟
腎上腺
胃
十二指腸
橫結腸
子宮、卵巢
小腸
膀胱
肛門
睪丸

右足底

小腦、腦幹
腦垂體
氣管、食道
甲狀腺
橫膈膜
腎
胰腺
止瀉點
輸尿管
前列腺
固精點
性腺
骨盆

止瀉點

三叉神經
眼
額竇
耳
肩
肝
膽
肝彎曲部
升結腸
膝部
回盲瓣
闌尾
腰痛點
臀

神奇的足底反射療法 049

對於腳底按摩：哪疼按哪。如果你覺得你脾胃不好，而腳底相應的反射區按著酸疼，那就按摩直到不疼為止。但如果你覺得脾胃不好，但腳底反射區不疼，那就說明存在中斷點，這時就要循經從腳底往上找，把中斷點找出來，再按中里老師的方法接上中斷點。從中里老師的書中，一般治療的順序應該是，先把脾胃調理好，也就是先按摩脾胃的反射區，再調理其他的臟腑。急性病除外。

⊙ 按摩太衝到行間治脾氣差 ——寶石流霞60

我兒子17歲，平時肝火旺，易怒，我就著重給他按太衝到行間，還有大拇趾（管大腦）、其餘四個腳趾的中間部分（管眼睛和耳朵），又想到他平時常說腰酸，我就重點按他腎經的復溜、太溪，順便按湧泉、大都、商丘，加上平時敲膽經，幾個月堅持下來，兒子脾氣好了許多，主動求上進，待人也有禮貌了，與同學的關係也融洽了許多，這跟每天的腳底按摩有很大的關係。中里老師說過，膽經是憂慮的出口，我明顯感覺他的情緒在變好，幽默了許多，所以我很有信心，繼續努力。

⊙ 按足底反射區治陰道炎 ——Newborn

我就是這個療法的受益者。一直被黴菌性陰道炎困擾的我，在按摩足部陰道反射區、子宮反射區、還有下身淋巴結反射區後，這個以前用什麼藥都沒有用而讓我幾乎絕望的病症，真的就再也沒有復發過，這讓我第一次領略了腳底按摩的神奇功效！還有，前幾天喉嚨難受，又癢又疼，還有右腳背外側，靠近那塊突出的圓形骨頭處，也開始一陣陣地疼，我馬上意識到這可能是身體給我的信號，我就按啊按，直到痛不可觸，還出了淡淡的烏青。結果第二天喉嚨就好了，後來我查了一下，那塊地方正是上半身淋巴結反射區！

8 特補氣血的山藥薏仁芡實粥

很多朋友患有慢性病，症狀很多，從頭到腳都不舒服，病雖不是很嚴重，但總是無法完全痊癒，時好時壞，令人煩惱不堪。其實這些朋友的當務之急是要補強氣血，氣血充足了，才有抵禦病症的本錢。

　　如何才是最快捷有效的補氣血妙方呢？中醫說脾胃為後天之本，氣血生化之源。所以我們要想氣血充沛，必須要先把脾胃調養好才行，有些人吃一點東西就飽脹不適，難以消化；還有人吃下東西，不能好好地吸收，或腹瀉，或便祕，或生痰涎，或不長氣血而長贅肉，諸般問題，皆因脾不健運所造成，所以補益脾胃是改善體質的前提和關鍵。如果脾胃連五穀菜蔬都難以消化，那麼藥物就更難於被吸收了。

　　有些人因腎虛而吃補腎的藥，但補腎藥多味厚而難於消化，通常腎沒補上，卻成了脾胃的沈重負擔，最後，補藥停滯不消而成為毒素，所謂的虛不受補，便有脾胃虛而難於消化之意。還有人心肝火旺，常年需服用寒涼之藥以清熱解毒。豈知寒涼之藥最傷脾胃，這就像常年把自家的莊稼地當做戰場一樣，最後，就算不被敵人打敗，也會因無糧草而餓死。所以我們一定要給自己一些氣血的儲備。只要糧草充足，我們就沒有什麼好怕的了，怕只怕我們已經沒有能力再製造新鮮的氣血。很多病人只因不能納食，無法吸收營養，而喪失了最後反擊的機會。

如果說這世界上還能找到不計利益、甘願付出，並全力幫忙的朋友，那麼山藥、薏仁、芡實則當之無愧。他們是那種不急不躁、從容有力，可以託付一生的朋友，會在我們百般無奈，需要幫助的時候，給我們以最無聲、最持久、最平和的幫助。它們在《神農本草經》中都被尊為上品，「凡上品之藥，法宜久服……與五穀之養人相佐，以臻壽考」。我們需要經常和真正的好朋友在一起，一生都要相伴，但我們不會厭倦。有幾個時時都支援你的朋友，難道不是我們的福氣嗎？

對於身體衰弱的高齡老人、先天不足的幼兒，還有那些身染重病的患者，我常常給他們同樣的建議，那就是去喝山藥薏仁芡實粥。有人問，光喝粥就有用嗎？就能快速增長氣血嗎？如果你喝粥都不長氣血的話，那看來沒有可以進補的東西了。一般的食物，即使是那些可以增長氣血的食物，我們想要獲取它們的營養，也要先投入一些氣血來消化吸收它們，可對於氣血太弱的人，連這點氣血也拿不出來。而山藥、薏仁、芡實，是不需要我們額外的支出，就能直接供給我們氣血的良藥美食。

先來說說山藥，山藥其性甘平，氣陰兩補，補氣而不壅滯上火，補陰而不助濕滋膩，為補中氣最平和之品，歷來就被諸醫家大加讚譽。《本草綱目》云其：「益腎氣、健脾胃、止泄痢、化痰涎、潤皮毛。」《景嶽全書》說：「山藥能健脾補虛，滋精固腎，治諸虛百損，療五勞七傷。」《藥品化義》說：「山藥溫補而不驟，微香而不燥，循循有調肺之功，治肺虛久嗽，何其穩當。」

　　清末最有名的大醫家張錫純對此藥更是推崇備至，在其醫學專著《醫學衷中參西錄》中曾多次使用大量生山藥一味，治療了許多諸如大喘欲絕、腹瀉無度等症狀。其言：「山藥之性，能滋陰又能利濕，能滑潤又能收澀。是以能補肺、補腎，兼補脾胃……在滋補藥中誠爲無上之品，特性甚和平，宜多服常服耳。」山藥品種較多，河南懷慶府也就是今河南省沁陽市所產的品質最好，所以通常山藥也叫懷山（或淮山）。藥用時通常要乾燥切片。藥店有炒山藥和生山藥兩種，建議用乾燥後的生山藥較好。

求己應用③ 健脾祛濕：**薏仁**

　　再來談談薏仁，如果你的體內有濕氣，如積液、水腫、濕疹、膿瘍等等與體內濁水有關的問題，薏仁都是你最好的幫手。「薏仁最善利水，不至耗損真陰之氣，凡濕盛在下身者，最宜用之。」薏仁性微涼，脾胃過於虛寒，四肢怕冷的人，還是不太適合服用。李時珍說孕婦忌服，可能也是怕利水太過，把羊水也利乾了，雖然在現實應用中並未見對孕婦有什麼危險，且常有相助之益，但爲安全起見，且聽他老人家的建議吧。

　　薏仁的主要功效在於健脾祛濕，健脾可以補肺，祛濕可以化痰。所以，本品亦可用於治療肺熱、肺痿之症，和山藥同用，更是相得益彰，互補缺失。「山藥、薏仁皆清補脾肺之藥，然單用山藥，久則失於黏膩，單用薏仁，久則失於淡滲，惟等分並用乃久服無弊。」近代醫家曾指出，用兩藥各50克，每日熬粥，對肝硬化腹水有明顯療效。

　　我們何苦非要等到病重時才喝粥呢？平日即可將二者打粉熬粥食用，豈不是明智之舉？況且此粥美味可口，常吃不厭。有人說，粥有

藥味，且酸苦難喝，這恐怕是由於你選料的品質不好，由於品種不同，有的山藥會略帶一點酸味，但並不影響粥的美味。

求己應用④ 健脾補腎、延年益壽：芡實

最後再說說芡實，如果你是「脫症」和「漏症」，芡實就是一雙有力的大手，把你托住，讓你的氣血不致白白地流失。有人長期腹瀉，有人遺精難禁，有人夜尿頻多，無法安睡，這種情況下，就會發現芡實的神奇了。清代醫家陳士擇說得最好：「芡實止腰膝疼痛，令耳目聰明，久食延齡益壽，視之若平常，用之大有利益，芡實不但止精，而亦能生精也，去脾胃中之濕痰，即生腎中之真水。」所以說芡實是健脾補腎的絕佳首選，若能與山藥同舟共濟，那補益的效果就更佳了。

山藥、薏仁、芡實是同氣相求的兄弟，都有健脾益胃之神效，但用時也各有側重。山藥可補五臟，脾、肺、腎兼顧，益氣養陰，又兼具收斂之功。薏仁健脾而清肺，利水而益胃，補中有清，以袪濕濁見長。芡實健脾補腎，止瀉止遺，最具收斂固脫之能。有人將山藥打粉熬粥再加入大棗，以治療貧血之症，療效顯著。

這三味藥粥雖然好處多多，但仍然有許多人無福消受。體內濁氣太多的人，喝完此粥後，必飽脹難消；肝火太旺的人，必胸悶不適；瘀血阻滯的人，必疼痛加劇。還有津枯血燥、風寒實喘、小便短赤、熱結便祕者都不適宜。這就好比你要想引來清泉，就要先排走污水，「陳血不去，新血不生，濁氣不除，清氣難存」。還有不喜歡此粥味道的人，也是與此無緣，勉強硬喝也吸收不好。不如去找你喜歡的味道，用心去感覺，總能發現適合自己的療法。

⊙用果汁機打成濃粥 ——常青藤

　　我是直接將山藥、薏仁、芡實、紅棗、桂圓，還有大豆、小米等一起放入果汁機裡打細，大約18分鐘後，就可享用一碗香濃的粥；之前我一直都用大豆、玉米、大米、小米等打粥喝，現在則是改變做粥的配料。

⊙陶鍋煲粥不糊鍋 ——白狐

　　怎樣熬山藥薏仁芡實粥才不會糊鍋？我有個辦法很好用，我一直都是這樣熬煮，而且從沒有糊過鍋，現在把它分享給各位朋友。首先先買好兩樣道具，一個是家用果汁機，另一個則是熬粥的鍋，這個鍋不是不銹鋼鍋，而是陶瓷做的煲鍋，這是熬粥不糊的關鍵。前天晚上先把原料泡水，早上，把泡好的原料淘洗乾淨，把壞的揀去，然後把原料帶水倒入果汁機中，水量不可超出原料。一般不到一分鐘就能打成漿。將打好的漿倒入燒開的煲中，大火燒開後，隨即將爐火調整到最小火，蓋上煲蓋，中間攪動兩三次，煲15～20分鐘即可。這樣煲出的粥既粘稠又不會糊鍋。有興趣的朋友不妨一試。

⊙薏仁芡實粥減緩肝癌 ——Heping

　　說到薏仁芡實粥的功效，我是確信不疑的。我的父親1999年罹患肝癌末期，結束治療後，回家療養時即多管齊下，除了心理康復，氣功鍛鍊，服用靈芝保健品，此外就是天天服食此粥，另外添加了百合、紅棗。結果改善了便祕毛病，增加了食慾，如今父親身體非常好，能吃能睡，此粥功不可沒。

　　山藥可以配合薏仁或芡實來吃，各種材料以1：1的比例搭配即可。對於平日有水腫，尿又少的人，可以用山藥薏仁粥；平日腎虛，尿頻，口舌乾燥，喜飲水的人，可偏用山藥芡實。平日保健，三種均等比例，可以做成山藥薏仁芡實粥，這和做八寶粥沒多大區別，還可加些芝麻、核桃、松子、紅棗，或是放肉丸、海菜來調味，最起碼的量是山藥、薏仁、芡實，每個人一次至少要各吃30克，比如山藥芡實粥，那就是各30克，共60克，打粉，做法和做玉米粥差不多。如果你覺得60克還不夠吃，才加入米，一般情況下，為確保粥發揮最大效果，不主張加米，特別是大米。對於老人，偏重補脾肺的，山藥可以2份，薏仁或芡實1份；偏重補腎陰的，芡實可為2份，山藥1份；偏重去濕熱的，還可以單用薏仁，裡面可加綠豆。最簡單的就是等份服用，方便好記。其實不必如此苛求，不需要跟抓藥一樣準確。

⑨ 鍛鍊肝腎兩經好壯陽

鍛鍊肝腎功能最好的辦法，就是把兩腿分開劈叉。這時你兩條大腿內側會酸脹緊繃。而這緊繃的地方就是肝腎經的循行路線。鍛鍊好肝腎就能增強男性雄風了！

最近，越來越多男性朋友寫信問我關於性功能障礙方面的問題。有的人才二十幾歲，就有此隱憂，對前途失去了信心，整個生活也因此一片陰霾。我不是性學專家，無法從生理解剖的角度來分析病因。但可以使用經絡這個萬能的法寶，來重新打造我們的身子骨。

大家要記住，想要哪裡強壯，就要把氣血引到哪裡，而引導氣血灌注的通道就是經絡。那麼決定男子性能力最關鍵的經絡就在肝腎兩經。

從經絡圖可以很清楚地看到，肝經是繞陰器而循行。肝主筋，在《黃帝內經》中男子的生殖器被稱做「宗筋」。宗筋的意思是許多筋的集合處，也有傳宗接代之意，所以俗話說男怕傷肝，女怕傷腎，就是指這層意思。肝是人體陽氣的聚集地，男子的陽剛必借此而發，所以肝火旺的人通常性能力也較強。但肝腎的功能必須協調合作，才會持久而無傷。肝若是槍，腎就是彈藥。能否強硬，靠的是肝的功能，但能否持久，卻依賴腎精的支援。

　　有的人光去補腎，而不養肝，就好像雖然有很多木柴，但木柴卻是濕的，根本點不著一樣。其實肝臟本身就是一個能量倉庫，它的功能在於應用，而不是儲存。對肝來說，只要把肝的陽氣調動起來，就是最好的補益。但有的人已經肝火過旺，就像家裡的燒煤暖氣，若不用蓋子蓋上火，而是敞開火來燒，雖然火旺，卻容易很快就把煤燒光，而暖氣管卻不熱，能量算是白白浪費了。所以肝的陽氣，我們要把它引到它該去的地方。

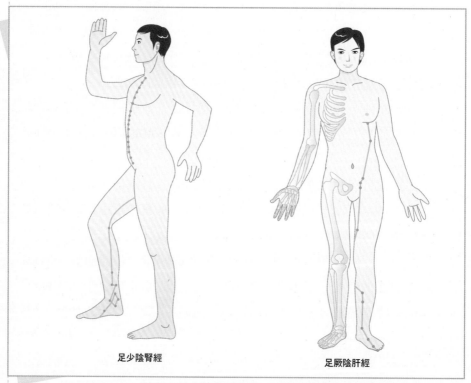

足少陰腎經　　　　　　　　　　足厥陰肝經

⊕決定男子性能力最關鍵的經絡就是肝腎兩經，可經常劈腿拉筋，以鍛鍊此二經。

　　鍛鍊肝腎功能最好的辦法，就是把兩腿分開劈叉。這時你兩條大腿內側會酸脹緊繃。而這緊繃的地方就是肝腎經的循行路線。肝腎經要一起鍛鍊，才會協調一致。當然，打通任督二脈對性功能也會有很好的幫助，但不如上法簡單迅捷。然而即使功法精妙，但你一定要有些耐心和信心才行，不要今天剛練習，明天就希望有成效。

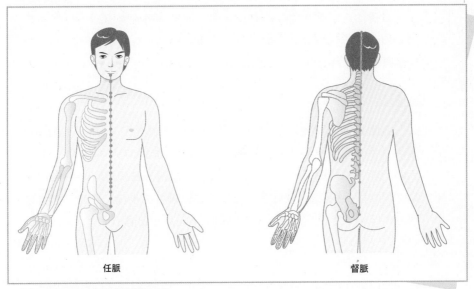

任脈　　　　　　　　　　　　　　督脈

⊕打通任督二脈對提高性功能很有效。

　⊙推腹通任脈　　　　　　　　　　　　　　　──陽光燦爛

　　想要氣血充足，可以喝山藥芡實薏仁粥，吃牛肉；推腹可以把任脈打通；金雞獨立練人體的平衡協調能力，再加上這個兩腿分開的功法，最後的收穫絕對不會只是增強了性功能。

⊙ 仰臥環腿法

——陽春百草

有一個這樣的功法與老師的「兩腿分開劈叉」有點相像，那就是仰臥，枕頭以舒適為宜，兩腳心相對，兩膝外開，腿似環，兩手重疊在肚臍上，安靜、放鬆即可。

⊙ 太極壓腿法

——太極迷

太極功法中有一個動作非常簡單，即雙腳併攏慢慢蹲下，然後向一側伸出，成側壓腿的姿勢，然後兩隻手抓同側腳踝，身子向伸出的一側壓低，保持 10 秒，然後站起來，換另一側。此法可壯陽。

⊙ 劈腿前先熱身

——楊樹的眼睛

劈腿拉筋是兩邊都要練喔，先後面一隻腳跪下，前面一隻腳伸直，雙手撐地慢慢下去。但千萬別太勉強，這個地方拉傷了可不是一天兩天能好的。練好一邊換另外一邊進行練習。在練習之前，強烈建議先轉動手腕和腳腕 10 分鐘。先來個金雞獨立也不錯。總之，練習跨部的動作一定要先熱身才行，硬撐的話，肯定會拉傷。

⊙ 還陽臥功法

——羅漢堂

明白臥功裡的「還陽臥」的補腎原理了！因為做還陽臥的時候，大腿內側有酸脹緊繃的感覺，尤其是胯部，特別酸痛。「還陽臥」的練習心法是：身體自然平躺，髖關節放鬆，腿似環，兩腳心相對，腳後跟最好直對著會陰（如果能頂著會陰最好）。兩手心放於大腿根部附近，掌心向著腹部。仰臥由於著床面積大，壓迫力較小，身體更容易放鬆，身體的放鬆加上一定的姿勢，可以很快地使陽氣和腎氣充盈起來。腎陽氣相當於命門的真火，一個生命力的大小關鍵就是看命門的陽氣是否充足。擺這個姿勢，就是為了更有利於腎陽氣的充足，因此補腎的作用非常明顯。

Chapter 3

根除常見頑疾

肩頸痛、鼻炎、青春痘、憂鬱症等擾人頑疾，
只要透過持之以恆的穴位健身法，對症下手，
就能獲得有效的緩解和痊癒。

1 跟頸椎病說 bye-bye

頸椎病有兩大基本的病因，一是心臟給頸椎供血不足，二是整個脊椎變形老化。透過刮痧及按摩，就能有效解除煩人的頸椎文明病。

　　有人在進行統計後，做了一個現代文明病的排行榜，結果頸椎病高居榜首。無論在電腦前、辦公桌旁、駕駛室內，到處都有它的陰影。它影響思維、擾亂睡眠，讓人無法集中精神、心情煩躁，甚至全無自信。頸椎病雖不是致命的險症，卻是惱人的頑疾。按摩、理療、針灸、吃藥，似乎都效果不佳，難道我們對它真的就無可奈何了嗎？

　　要想解決這個問題，就要找到引起頸椎病的原因。其實，頸椎病有兩大基本的病因，一是心臟給頸椎供血不足，二是整個脊椎變形老化。第一個問題，我們可以用最簡單的方法來解決，那就是用掌根來按揉前胸的胸骨（從天突到鳩尾）。

　　頸椎位置的痛點不同，反映到胸骨痛點的位置也不一樣。把胸骨按得不痛了，頸椎痛也跟著緩解了。如果在後背的肺俞、厥陰俞、心俞等處先刮痧，或在督脈上找與前胸骨痛對應的地方刮痧，會有更好的效果。第二種病因的解決方法更簡單，就是用拳頭敲打自己的腰骶骨處，發現疼痛的地方，再用掌根多揉揉。這兩個簡單的方法，可以緩解頸椎痛，而且自己也很容易獨自操作。

求己應用 ① 整脊治頸椎痛：用掌根從髮尾按揉到尾骨

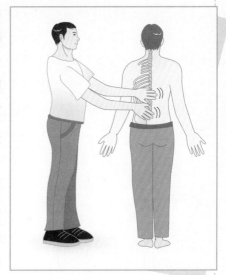

　　要想徹底治好頸椎病，一定要先調理好整條脊椎。可請親人用掌根從頭後髮際處，一直按揉到尾骨，痛點可多按。用掌根揉脊椎，可把脊椎當做一個桿麵棍，邊按邊搓動這根「棍」，也可兩隻手一起來滾動這個桿麵棍，但對老年人及脊椎有損傷的人，不可用此法。若覺得這個方法過於繁雜，還有一個更簡單的方法。就是請患者俯臥，親人在後，一手掌全貼放在頸椎患部，另一手用拇指點按在患者尾骨尖，這就是最著

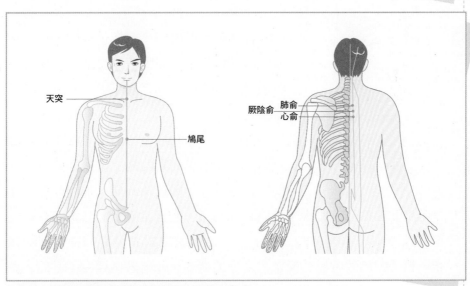

天突

鳩尾

厥陰俞　肺俞
　　　　心俞

⊕左圖：用掌根按揉前胸骨天突到鳩尾，可緩解頸椎痛。
⊕右圖：在後背的肺俞、厥陰俞、心俞等處刮痧，或在督脈上找與前胸骨痛對的地方刮痧，
　　　　對治療頸椎痛更有效。

名的「手掌貼放術」，國外已經把它當做一項很先進的方法來研究，不過此方法更適用於對經絡感覺較為敏感的人。

如果家裡有人會刮痧，那就直接在頸椎的痛處刮，一出痧，疼痛馬上會得到一定的緩解。對於刮痧，很多人希望我說得更詳盡，怕刮不好，或刮壞了。在此我要叮嚀的就是，刮痧不要太用力，用類似搓澡的力度就可以了。

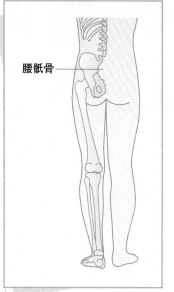

腰骶骨

⊕用拳頭敲打腰骶骨處，可緩解頸椎痛。

可以先刮最痛的部位，但要找到痛點所在的經絡，最好順著經絡的走向來刮，從上到下，從中間到兩邊，這樣刮出來是一條粗線，不要上一下，下一下，左一下，右一下。有時痛點不出痧，可能是痛點的位置較深，而刮痧只適合痛點較淺的部位，你可以先刮這條經的其他部位，同時在痛點處拔罐。

有些人拿著刮痧板不敢刮，其實這樣謹慎是對的，如果面對的是一個體弱的老人、重病的患者、孕婦以及五歲以下的幼兒，還是不用此法為佳。心臟不好或貧血的人，刮痧常會令其心慌氣短，甚至昏厥。刮痧還會令血液循環加快，本來這對心臟是一種很好的鍛鍊，但是開始的時候心臟常常會不太適應，此時若按揉左手心的「勞宮穴」（此穴不用找，揉手心就行），就能緩解症狀。

只要循序漸進，刮痧法還是很安全的。你可以試著使用看看，若感覺不舒服就停手。好的東西，就得親自嘗試，我說得再多，不如你動手刮上一下。當你刮過第一次之後，就會躊躇滿志，暗笑道：不過如此。

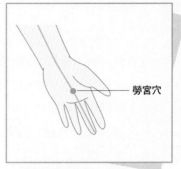

—— 勞宮穴

⊕ 勞宮穴補心血最快，當刮痧出現不適時，按揉左手心的勞宮穴即可緩解症狀。

讀者回應

⊙ 出了痧就不痛了 —— Juanjuan

我終於買了刮痧板開始刮痧了，昨晚刮出很多痧，在手上臂外側，馬上很舒服，在頸後也刮出很多，也是即刻舒服，像一股暖流從那裡經過似的！手臂上剛開始刮的時候很痛，後來出痧了就不痛了。出的都是紅色帶紫的痧，沒有黑色。

⊙ 按腳底頸椎反射區 —— 飛雪

按摩腳底時，我抱著試試看的心態按了腳底的頸椎反射區，結果對治頸椎痛非常有效，一般晚上按左右腳底頸椎反射區各 2 分鐘，第二天頸椎部就非常輕鬆，一點也不痛。我患頸椎痛已經兩年多了，痛的時候整個背部、肩部及頭部都疼痛難忍，本打算今年 8 月抽時間住院牽引治療，七月底看到中里老師的書，開始做腳底按摩，無意間發現非常有效，也不用住院了。對我而言，治療頸椎病按腳底反射區很有效。

⊙ 吊臂法

我有一個最簡單的方法，那就是吊臂法。這來自於一個真實例子的啟發：某人患肩周炎，群醫束手無策，只能以止痛藥緩解。一次，此人突然想，何不運動上肢手臂試試？遂每天乘公車時，伸手握吊環或上橫杆，初時甚痛，尤以汽車顛簸時更甚。下車後，竟覺得肩部痛感大減，活動也較前自如。如此實行一個月後，肩痛臂痛竟完全消失！本人也久苦於肩周炎，可惜本人上班無需乘公車，於是就效仿公車的吊環，用兩根較粗的繩索做成吊環的樣子，綁在門頭上。每天下班後，雙臂握住繩環，以自身的重量下墜，左右前後晃動，每次10～15分鐘。幾天後肩臂疼痛大減，不到一個月，疼痛已消失得無影無蹤。至此，每天堅持吊臂，兩年來，未見復發。有肩周炎者何不試試，既不花錢，也不費時。說白了就是肩膀周圍幾條經絡堵了，周圍垃圾堆得太多，需要好好通暢一下。

電腦族的肩痛防治

2

每天五功法，每回五分鐘，輕鬆治好電腦族的肩痛夢魘！五功法分別是：三種泳姿（自由泳、蛙泳、蝶泳）；左右上手拋球；幫同學們搖跳繩；伸臂開關閥門；仰泳休息。

很多朋友在電腦桌前一坐一天，這種工作方式要想躲過頸椎病的話，恐怕不是那麼容易。我先前的文章中，提到了消除此患的刮痧法，療效顯著，但卻無法自己完成，結果引得周圍的朋友們紛紛打來電話，說他們的朋友和朋友的朋友都想讓我出手相幫，以消除此頑疾。突然發現周圍此類病人，太多太多，而我日常事務繁忙，只好一一謝絕，引得怨聲一片，讓我灰頭土臉。本想建議大家「求醫不如求己」，現在卻引得朋友們都來「求醫不如求中里」了。

其實，常在電腦旁，我也一樣會肩酸背痛，雖會刮痧，也同樣是鞭長莫及，所以，我就自己編了一組小功法，每天練習五分鐘，效果非常好。功法很簡單，大家都學得會，倒是因為所有動作都是虛擬的，得要有點想像力才行。

功法分五部分：一、三種泳姿：自由泳、蛙泳、蝶泳；二、左右上手拋球；三、為同學們搖跳繩；四、伸臂開關閥門；五、仰泳休息。

其實，我想很多朋友一看便知其意了。下面我再略加嘮叨兩句，以加深諸位對此功法的理解。

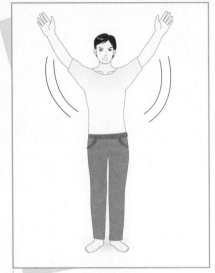
⊕ 練蝶泳運動肩膀。

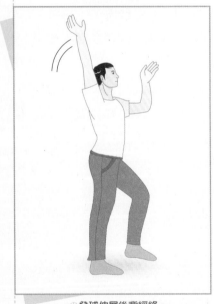
⊕ 發球伸展後背經絡。

求己應用① 動動你的肩膀：**蝶泳**

　　一、虛擬游泳的 3 種泳姿。你直立，然後開始游泳，先是自由式，再是蛙式，然後是蝶式，每個泳姿做上 20 次就足夠了。有人說：「我不會游泳，姿勢恐怕不太正確。」沒關係，其實我游泳也只會狗爬式，不過在虛擬的情景中，大家可以都是游泳高手。

求己應用② 伸展後背經絡：**發球**

　　二、然後「上岸」來打打沙灘排球。只需左手將球拋向空中，頭向後仰，然後，拉長右臂在頭上 1 公尺左右的地方，將球用全掌擊出，連續發球 10 次，然後換右手來拋，左手來擊球，同樣也做個 10 次。

求己應用③ 旋轉臂膀：**搖跳繩**

　　三、這時你看到不遠處有一群活潑可愛的小學生，他們的小老師拿了一條長長的麻繩，準備帶孩子們一起來跳繩，可是少了個搖繩的，請你來幫個忙，於是你欣然同意。拉著繩子的一頭，和他們的老師一人站一邊，

為同學們起勁地搖著跳繩。找到感覺了嗎？只轉動肩膀，手腕亩
用力和旋轉。若覺得一手搖得不過癮，那就兩臂平伸，兩手各拉一條
繩子一起搖，那才更有趣呢。可以同時向前搖，同時向後搖，一前一
後搖，隨心所欲。

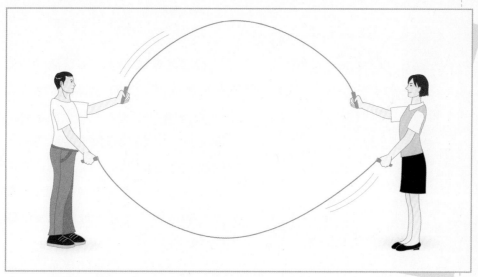

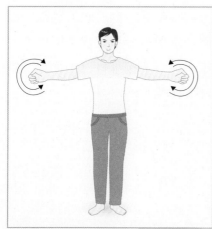

求己應用④ 打通上肢六條經脈：
轉閥門

　　四、生活中，我們會碰到水管
漏水的情況，這時我們要先關上總
閥門。旋緊閥門的動作，我想每個
人都不會陌生吧！現在我們要做的
就是旋緊閥門，首先，我們要選那
種正好可以握在手中的那種圓盤狀

⊕上圖：搖跳繩以旋轉臂膀。
⊕下圖：轉閥門通上肢經絡。

閥門。我們直立，兩臂向兩側平伸，兩隻手各自握住一個閥門，開始同時做旋緊閥門的動作。手腕在轉，肩膀也在轉，轉 15 下，差不多了。水管修好了，可以通水了，那我們就需要把閥門向反方向轉開，再轉它 15 下。這個動作能打通上肢六條經脈。

求己應用 ⑤ 放鬆袪病：**仰泳**

五、修完水管，該休息一下了，接著就做做仰泳，這是最好的放鬆法。做仰泳時節奏要慢，可以閉上眼睛，享受躺在水中休息的閒暇，抬左臂時慢慢地吸口氣，抬右臂時慢慢地吐氣，千萬不要憋氣，做上 20 次。這種虛擬的游泳運動，因為沒有水的阻力，所以是完全的放鬆狀態，可以使肩膀和頸部得到充分的放鬆。記住，放鬆就是袪病的「妙方」。

我們身邊，健身的法寶取之不盡，隨時都在我們的眼前跳躍，但我們一定要善於捕捉那稍縱即逝的靈感。你只要相信自己，你今天就會有所發現！

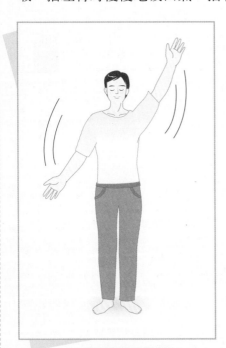
⊕ 透過仰泳來放鬆全身。

⊙ 從帶脈找頸痛病因 —— 藍藍月兒

我那時看中里老師寫到，在腹部的阻滯很可能是潛藏的慢性病，我就找呀找，結果就在帶脈的部位找到很硬的塊。按著按著，我發現硬塊慢慢化開了，而且奇怪的是，我的脖子居然好多了（因老待在電腦前，太忙，頸椎疼到已經難以入睡了）。

⊙ 上班族簡易伸展操 —— 藥童

下面介紹兩種簡單方便的保健活動，送給長期伏案、肩背酸疼的朋友們。一、兩腳分開與肩同寬站立，兩臂向兩側伸展，左手心朝上，右手心向下，深呼吸，保持這種姿勢不變，直至手臂無力支援為止。然後，盡可能慢慢地高舉雙手過頭頂，儘量上伸，掌心相接，然後放下雙臂，放鬆。二、坐在椅子邊沿，雙腳岔開與肩同寬，平放在地板上，身體前傾，兩臂從兩腿內側穿過，兩手摸腳背外側，保持這種姿勢幾分鐘，腰部脊椎會得到伸展，會增加脊椎的柔韌性。以上活動，由美國醫學博士安德魯韋爾提供，本人每天都做，效果甚好，在此借花獻佛，希望朋友們感興趣。

⊙ 頸椎壓力造成肩痛 —— 自然治癒力

肩膀痛的自我防治法很簡單，首先我們要明白為什麼坐的時間長，肩膀就會痛，主要是因為頭部給頸椎的壓力使椎骨間的間隙變窄，血液流通狀況發生改變而導致的後果，所以，緩解壓力是最根本的解決辦法。全身放鬆躺下，雙手交叉放在頸椎後部，頭向上仰片刻，即可獲得紓解。

⊙按風池穴拉膽經

假如脖子酸痛，眼睛發脹，可按摩風池穴。另外，把腳腕轉到某一個角度，最大限度地用力彎，動作定格在那裡，直到很酸為止。手也是這樣。我的感覺是把膽經伸開的那個姿勢最管用了，其次是讓三焦經伸開的姿勢比較舒服，然後很長時間就真的不疼了！大家試試吧！

4 各種鼻炎的經絡調治法

鼻炎似乎是相當普遍的病狀，周圍有不少朋友都有此疾，看似小毛病，其實卻很難根除。尤其是過敏性鼻炎，更是需要徹底改變體質，才有可能治癒，非短期可見其功。

說到鼻炎的調治，我在這裡首先要告訴大家的是，鼻炎並不是鼻子本身的問題，光在鼻子上下工夫，不會有持久的療效。鼻子不過是個代罪羔羊，其症狀不過是反映了臟腑功能出現了問題。

簡單來說，可以把鼻炎分為兩種，一種是鼻流清涕，易噴嚏，易鼻塞；一種是鼻流濁涕，花無香，飯無味。前者病在膀胱經、腎經，治宜祛風寒，清脾濕，補肺益腎；後者病在胃經、膽經，治宜清肝火，化痰濁，通腸利膽。鼻流清涕、鼻塞者，可先用刮痧法刮後背，循督脈、膀胱經，刮到皮膚溫熱；秋冬遇風喘咳者，用艾條慢灸背俞，沿風門、肺俞、脾俞、

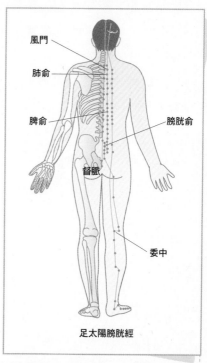

足太陽膀胱經

⊕ 鼻流清涕，或鼻塞者，可循督脈及膀胱經在後背刮痧。秋冬遇風喘咳者，可艾灸風門、肺俞、脾腎俞，灸至穴位癢痛。委中穴能通鼻竅，可解一時之急；刺激膀胱俞，可使鼻竅持久通暢。

腎俞，灸至穴位癢痛；怕冷怕風易過敏者，用取嚏法，喝薑棗湯助力，取到嚏盡方休。

求己應用 ① 使鼻竅通暢：刺激膀胱俞

鼻為肺之竅，鼻病與肺自有密不可分的關係。「肺主皮毛」，皮是皮膚，毛是毛孔。皮膚是人抵禦外邪的屏障，易出汗怕風者，毛孔開合不利，風寒最易乘虛而入，需內增脾肺之氣，外禦風寒之侵，才能表裡兼顧。不如常服山藥薏仁芡實粥，藥調不如食補，若能堅持，自然更好。委中穴能通鼻竅，可解一時之急；而刺激膀胱俞，可使鼻竅通暢，且較持久。

取嚏後若覺鼻堵加重，為暫時性症狀，可用些通鼻竅的中藥噴劑，暫時疏通。過敏性鼻炎，其病本在腎，若要除根，還需增強腎的

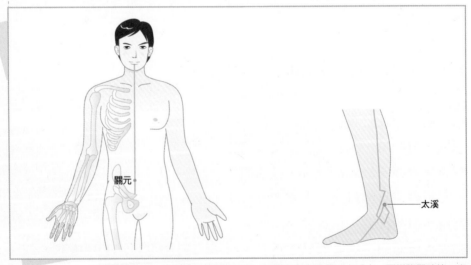

關元

太溪

✛過敏性鼻炎病根在腎，艾灸關元穴，後背腎俞穴和腎經太溪穴，可增強腎功能，有效緩解或治癒過敏性鼻炎。

功能才行；可用艾灸條，常灸肚臍下關元穴，後背腎俞穴（也可用拔罐法）和腎經太溪穴。若能表裡兼顧，標本同治，過敏性鼻炎，過敏性體質，一樣可以脫胎換骨。

求己應用② 聞不到飯菜的香味：**敲打胃經，按豐隆穴**

再說一下鼻流濁涕的慢性鼻炎。前段時間，有位三十歲的女士，說自己患鼻炎已經十幾年了，聞不到飯菜的香味，還常常前額頭痛。我告訴她是腸胃的問題，用推腹法，常敲打胃經，多按胃經的豐隆穴。兩週後她告訴我，已經能聞到飯菜的香味了，食量也增加了。

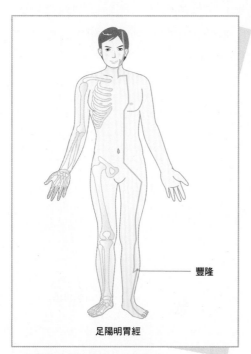

豐隆

足陽明胃經

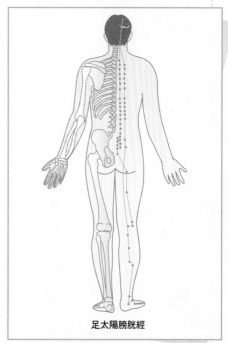

足太陽膀胱經

⊕用推腹法敲打胃經，多按豐隆穴，對流濁涕的慢性鼻炎療效顯著。

⊕刺激膀胱經和胃經，對鼻炎有很好的療效。

求己應用 ③ 舒緩鼻炎小功法：**五分鐘直角**

　　相對來說，鼻流濁涕的鼻炎要好治許多。市場上的中成藥，多對這種鼻炎有效。有的朋友對吃藥很反感，那不妨學個小功法，來紓解這兩種鼻炎。

　　躺在床上，臀部貼牆，不是背靠牆，而是面朝天花板。腳沒地方放了，只好放到牆上去了，牆與床成90度直角，那我們的身體下肢與軀幹，也就是90度直角。腳跟緊貼牆，腳心朝天，腳心與胸要平行。

　　這是開始時的姿勢，其後兩腳同時全腳掌貼牆，腰臀部會自然地抬起來，然後腳心再重新與胸部平行，腳心朝天，為一次。

　　每天抽空做上五分鐘，對鼻炎有很好的療效。那是什麼原理呢，我一說，你就清楚了，這個動作，不就是在啟動膀胱經和胃經嗎？其實，小功法都很簡單，你也可以自己發明。

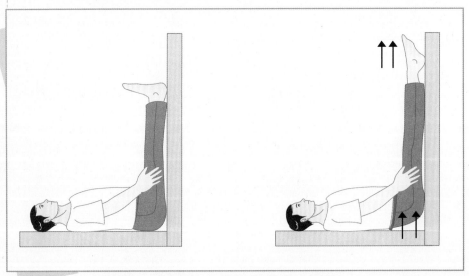

⊕身體軀幹和下肢成直角，運動腳和腰臀部就能治療鼻炎。

⊙溫暖腹部器官

——普洱葉子

這個動作類似於瑜珈裡的一個放鬆動作，是借床面和牆面的90度角，將身體折成90度。背躺在床上，腳舉到牆上，臀部是這個90度角的轉折處。老師說臀部要緊貼牆，是為了保持夾角盡可能是90度，自己照著做就明白了。這個動作在瑜珈裡有溫暖腹部器官的作用。

⊙過敏性鼻炎的原理

——營養MM

中醫認為，肺藏氣，主收斂，它還有兩個作用：肺氣內降，則通達於膀胱；肺氣外行，則熏澤於皮毛。所以皮膚的好壞也是由肺來主管的。有的人皮膚乾，就是因為肺氣不外行。現在人常常在空調房裡，也影響肺的宣發；如果胃不降，就影響肺氣內降，這樣「外感風寒而皮毛閉秘，臟腑鬱竭，內不能降，外不能泄，蓄積莫容，則逆行於鼻竅，鼻竅窄狹，行之不及，故沖激而為嚏噴」。過敏性鼻炎，就是這個原理。

4 身體力行才有體會

金雞獨立、推腹法、敲帶脈、磕頭功、補腎功，你認真練了嗎？想要強健身體，得靠自己努力去鍛鍊實行，光說不練是看不到成效的。

　　許多朋友都買了我的第一本書，有的朋友甚至看了好幾遍，但收穫各不相同，有人覺得撥雲見日，豁然開朗；有人卻感到烏雲密布，疑竇叢生。實踐了書中的方法，有的立竿見影，屢試不爽；有的卻毫無效驗，了無寸功。這全然不同的反應，其實極為正常。

　　本人三生有幸，幾年前偶遇太極恩師李寶良先生。老師弟子眾多，很多師兄太極拳打的是「虎躍龍形」，瀟灑飄逸，而我的拳法打起來卻總是「熊頭狗面」，渾混不清。老師平日當眾對我也頗有微詞，說我太笨，簡單的姿勢也學不像。但與老師私下交流心得時，老師對我卻大加肯定，說我已經悟到了太極拳的心法意趣，至於形體姿勢，若願意打得漂亮些，則賞心悅目，更為理想；若只是尋求太極意境，姿勢倒不很重要，照樣可以啞巴吃蜜，樂在其中。

　　有個叫「芷蘭」的網友，在部落格評論中寫了這樣一段話，道出了我的心聲「是啊，學些與自己有關的，太對了。昨天，咳得很厲害。所有臟病都會咳，我一點也不知道該從何下手。突然自己身體給了靈感，腋下一痛，哈，這不是极泉穴嗎？《內經》不是說咳在臟，就針這條臟的合穴？好像是這樣吧，於是我按摩少海穴。按了十分鐘，果然好多了。本來，心經我只認識极泉，是看圖片無意中記下

的，現在這條經與自己有關了，於是這條經的九個穴都熟悉起來了，還知道了少海乃心經合穴！」這才是學習中醫的心法祕訣。

　　很多朋友來信說，找不到經絡穴位，其實這根本不是學習的障礙，即使你知道的經絡穴位和針灸專家一樣多，也不見得對你有多大的幫助。知識是死的，若不能化成自己的體會，那就等於零。聽不到內心的聲音，沒有靈感，才是你最應該擔心的問題。

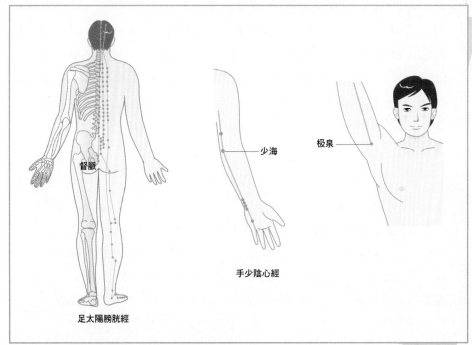

極泉

少海

手少陰心經

督脈

足太陽膀胱經

⊕左圖：打通督脈和膀胱經，是改善身體狀況的最佳捷徑。
⊕中、右圖：適時按揉極泉和少海，可緩解咳嗽。

　　有人說了，用了你的方法，不管用呀，怎麼辦呢？還有人說，我的病你書上沒寫，所以我無從下手呀！

那我就再告訴你一招萬能功法，基本上適合於大多數病患的防治。如果你想改善自己的身體狀況，卻不知從何下手的話，打通督脈和膀胱經就是一個最好的捷徑。有人馬上會問，那麼怎麼打通呢？其實，我真希望你先思考一下，再問。

　　其實，倉庫的鑰匙都給你了，還怕你拿走些小玩藝兒不成？只怕你拿在手裡，還是不知如何使用。孔夫子說：「不憤不啟，不悱不發。」真是至理名言。我不想害了你一輩子不懂思考，只知信手拈來，又隨意丟棄，然後再渴望多得。金雞獨立、推腹法、敲帶脈、磕頭功、補腎功，你認真練了嗎？你不必希冀靠我的新文來增長新知，因為我也不過是新詞唱舊曲。我一直在唱的總是一個旋律，那就是「求醫不如求己」。

⊙練習才知道問題在哪裡　　　　　　——孤影立雪

　　我以前也總感覺這裡不好，那裡也不好，一時也不知從何下手。想到先生一再教導說：求醫不如求己。於是，我是又敲膽經又敲胃經，有時間也照顧一下脾經、腎經、肝經及曲池穴。一兩個月下來，身體的感覺好多了，也可以不用每天吃藥了。因此，我覺得打通督脈、膀胱經，或敲、或捏、或拔罐、或刮痧，你可選擇自己喜歡的方式，如果你氣血虛，估計拔罐、刮痧都不適合，還得敲、捏。

5 根治痘痘的兩大法寶

痘痘其實是體內的痰濁，隨血液在周身流動，由於頭面沒有排毒的出口，只好從皮膚排出來，在臉上形成痘痘。治痘痘，一要健壯脾胃，消除生痰之源，二要打通經絡，給濕毒以出路。

有痘痘的俊男美女很多，但這一點點的瑕疵，卻給追求完美的人們帶來了無盡的煩惱。一張漂亮的臉，卻因為滿臉痘痘而導致自卑心理的人比比皆是。其實，只要認清了痘痘的本質，那麼它們就猶如曇花一現，不會伴隨我們太久。

痘痘其實是體內的痰濁。飲食入胃，消化後本來應成為氣血，供養全身，可是卻因為脾胃虛弱，進入腸胃的食物沒有全部化成氣血，而有一部分變成痰濕了。這污濁的痰濕也隨血液在周身流動，肝火旺，脾氣急的人，痰濕會隨火氣而上於頭面。由於頭面沒有排毒的出口，只好從皮膚排出來，於是就在臉上形成了痘痘。

求己應用① 肝火旺順氣消痰：揉陽陵泉

大家通常認為是自己上火了，於是找些祛火的中藥來吃，但祛火的藥，通常都是寒涼傷脾的。脾胃本來就虛弱，再用寒涼攻伐，豈不是愈加地虛弱了？所以祛痘痘就要先祛痰濕，祛痰濕就要先健脾胃。「脾為生痰之源」，脾胃健則痰濕自消。山藥薏仁芡實粥，健脾胃，生氣血，平和持久。

可有些人肝旺脾虛，肝火不祛，則脾虛難補，如有的女士通常月經不調，痛經強烈；有的男士則脾氣急躁，夜臥流涎。這時可試著敲打帶脈或者推腹以疏肝健脾，同時揉「消氣穴」陽陵泉以順氣消痰。

求己應用② 為痘痘找出路：**刮大腸經、小腸經、三焦經**

前幾日，一位二十五歲左右的女士找到我，說自覺胸悶氣短，便吃了補中益氣丸。我為其把脈，見其心肺脈俱弱，肝脾脈鬱結，用補中益氣丸以提升中氣，並無不妥。但她說，吃完此藥，除了每天打嗝增多以外，臉上的痘痘也跟著多起來。她問我是不是上火了？我說，「補中益氣丸」增強了氣血運行之力，本想把血液中的痰濕趕快運出去，但是排毒的經絡堵塞了，只好病走熟路，從原來出痘痘的地方再出了。不過沒關係，我們正好可以借助藥力，為痘痘找個出路。

於是我按摩了一下她的肩膀，發現肩膀僵硬，大腸經、小腸經、三焦經都很痛。她告訴我，她月經不調，有些便祕，失眠多夢。我為她刮了一下這三條經從脖子到肩膀的位置，出的痧又紫又多。第三天碰到她時，她臉上的痘痘已經明顯消了下去。她說，刮完痧當晚睡得非常香甜，第二天大便也非常通暢，感覺渾

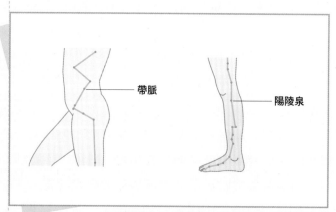

帶脈

陽陵泉

⊕ 祛除痘痘，若不想吃藥，可以敲帶脈或者推腹，同時按揉陽陵泉，將可使肝脾健、痰氣消，皮膚自然光潔。

身都輕鬆了。我告訴她，治痘痘有兩件法寶，一要健壯脾胃，消除生痰之源，二要打通經絡，給濕毒以出路。

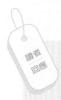

○毒素從痘痘排出 ——拿什麼來拯救自己

　　痘痘其實就是你身體裡的毒素量超出了排泄的能力，身體只好安排皮膚這個排毒通道加點班，也就是把毒素暫時運送到皮膚的某些地方堆積。造成長痘的原因有兩個，第一是身體素質整體下降，解毒、排毒器官功能下降，比如肝、腎衰弱，身體的整體垃圾運輸能力不堪重負；第二是身體進口控制不嚴，進入身體的垃圾、毒素太多。

6 敲手指趕走憂鬱症

將雙眼輕輕微閉，哼著喜愛的歌曲，用手指有節奏地敲打著桌面。就這麼簡單，從此將遠離憂鬱，把煩惱恐懼盡數敲散，並且每天都將獲得新的能量，源源不斷。

　　在市場經濟的驅動下，社會競爭越來越激烈，人們的生活壓力越來越大，從而造成了越來越多的人出現精神憂鬱的情況。這些憂鬱症患者往往由開始的憂愁恐懼，逐漸變得悲觀厭世，最後竟麻木不仁，拖著一具毫無靈魂的軀殼晃來晃去。一個人有病，家人和朋友都會受到感染，於是天天求醫問藥，擔心受怕，總是在壓抑惶恐中度過，搞得裡裡外外不得寧日。

　　心理的疾病最難排解，這不是光靠輔導勸說就能解決，更不是憑說道理就能說得明白。有的病人很有學問，甚至是專家、教授，什麼高深的理論都能談得頭頭是道。但他仍然像一隻驚弓之鳥，焦慮不安，知識似乎並沒有給他太多的力量，反而成了捆綁他的繩索，學得越多，禁忌越多；顧慮越多，煩惱越多。有的病人總想哭，總感到心裡有什麼委屈，但又說不清。還有些病人總想傾吐滿腹的苦水，卻總找不到可以傾吐的人，好像根本沒人能夠理解。

求己應用① 因鬱結而導致心臟供血不足：**抒發情緒**

　　前幾天，有個朋友帶來他七十多歲的老父親，來給我把脈，說是

患支氣管炎好幾年了。老人神色沮喪，言語低微，與我說話，一如自言自語，眼睛失神地看著前方，偶爾抬頭瞥我一眼，也毫無表情，一副任人擺布的樣子。我仔細摸著老人的脈，對他說：「老爺子，你的病根並不在支氣管上，你是長期心理憂慮恐懼造成的心臟供血不足，沒有新鮮的氣血供應肺和支氣管，給細菌繁殖提供了土壤，所以炎症才久治不癒。」

他聽我這麼一說，先皺著眉搖了搖頭，歎了口氣，然後使勁點了點頭，說道：「去了那麼多家醫院，消炎藥吃了一堆，今天算是說到重點了。其實，我自己很清楚我的病因是什麼。」他把老伴支到另外一個房間，然後雙手捂著臉開始抽泣起來，他的女兒摟著父親的肩膀，輕聲地勸慰著。我說：「讓老爺子哭吧，他心裡有太多的委屈。」我話還沒說完，老人家已經開始嚎啕大哭了。

求己應用 ② 因鬱結而起的支氣管炎：**按摩腎經的復溜穴、太溪穴**

原來老人的老伴六年前得過一場大病，老人總擔心朝夕相伴了四十多年的愛妻會隨時離自己而去，因此每天憂慮恐懼，造成了現在這種狀態。老人的情志長期被壓抑，難以宣洩，中醫講「氣鬱生痰，氣有餘即火」，這個「氣」就是鬱結的肝膽濁氣，這個「火」就是積鬱的肝膽之火，肝屬木，肺屬金，便形成了「木火刑金」。中醫講「諸悶憤鬱，皆屬於肺」，也是在強調肝膽氣鬱會使肺氣不得宣通。另外，病人肝火雖旺，但腎氣不足，外在的表現就是脾氣很大，對家人易發怒上火，但是私底下卻總是惴惴不安，「如人將捕」。

看一下經絡圖就會發現，腎經的走向正是經過支氣管發作的位置，所以按摩腎經的復溜穴、太溪穴就會對支氣管的病症產生療效，

也就是「經脈所過，主治所病」之意。

　　哭了三分鐘，老人突然止住，對我連連表示歉意，說自己太失態，讓我見笑了。我說：「沒關係，其實大家都是一樣的，生活在這個浮躁的社會當中，家家都有本難念的經。哪個人沒有憂愁恐懼呢？只是有的人更善於排解罷了。現在，我教你一個排解鬱悶、增強心理力量的小方法。」老人聽我這話，頓時眼中閃出了光采，急切地說：「真有這樣的方法？」我說：「那當然了，而且還非常簡單有趣呢！」

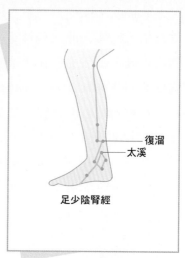

復溜
太溪

足少陰腎經

⊕按摩腎經的復溜和太溪，對支氣管方面的病症有不錯的療效。

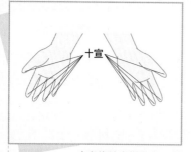

十宣

⊕十宣位於十指肚上，最能開竅提神，一直被歷代大醫當作高熱昏厥時的急救要穴。

求己應用③ 找回心力：**敲打手指**

　　這個方法，是受姑姑家的爺爺啟發而得。那時我還在讀高中，爺爺當時已經九十多歲了，耳不聾，眼不花，一天到晚總是在哼唱著京劇。記得有一次，我問他：「爺爺，你的長壽祕訣是什麼？」爺爺大笑說：「沒什麼，就是唱京劇，打拍子。」說完，又閉上眼睛，搖頭晃腦地接著唱他的《甘露寺》。爺爺唱的時候，左手搖著芭蕉扇，右手在茶桌上敲著節奏，「啪啪」地發出動聽的脆響聲。他那靈活有力卻沒有一點老年斑的手指，至今讓我記憶猶新。我一直記得

那不停敲打著節奏的手指，還有那個永遠不衰老、不憂愁的老人。

老人可以在桌子上、椅背上、牆壁上、大腿上，有節奏地敲，或和著小曲，或哼著京劇，或唸著詩詞，總之是自得其樂，最好是閉目搖頭，敲得渾然忘我才好。十指肚皆是穴位，叫十宣，最能開竅醒神，一直被歷代大醫當做高熱昏厥時的急救要穴。

十指的指甲旁各有井穴，《靈樞》上說：「病在臟者，取之井。」古人以失神昏瞶爲「病在臟」，所以刺激井穴最能調節情志，怡神健腦。《難經》上說：「井主心下滿。」所謂「心下滿」簡單地說就是「心裡鬱悶不快」，這也是憂鬱症的主要症狀。

另外，憂鬱症還表現在終日疲憊不堪，四肢無力，連心裡也覺得虛弱無力，吃飯走路都無精打采，甚至不知道哪裡還能使出力氣來。俗語道：「十指連心」。你只要閉上眼睛，輕輕地在桌上一敲，手指的微痛，立刻就會讓你重新找回「心力」，這是人體中最寶貴的力量。

生活中處處是被人忽略的、微不足道的小事，但有時正是這一點點的改變，就會讓你從此脫胎換骨。那點燃引線的雖然是小小火花，但引爆的炸藥卻將烈焰沖天。

將雙眼輕輕微閉，哼著你喜愛的小調，用你的手指有節奏地敲打著桌面。就這麼簡單，從此你將遠離憂鬱，把煩惱恐懼全部敲散，並且每天都將獲得源源不絕的新能量。

⊙十宣穴針刺療法

——營養MM

好文章啊，十宣穴是經外奇穴，不但可以健腦怡神，還有很多意想不到的功效呢！

一、對心腎失調型失眠非常有效，具體辦法是睡前剪十個小方塊的活血通絡藥膏貼布，貼在十個指頭上，馬上讓你呼呼大睡。

二、可用於中風、腦溢血的急救，具體方法是在病人出現中風症狀時，拿注射針頭去刺十個手指頭，每個手指頭擠出黃豆大的血，便可立即緩解，免於中風（此法可減輕大腦的壓力）。

十宣穴位於四肢末端，為三陰三陽之經氣貫通交會之所，又位於手足十二經「井穴」之旁，十二經起始之處。故針刺十宣穴出血，可泄諸經之邪熱，從而使臟腑蘊積之邪熱得以宣泄，通經開竅，調和臟腑。另外足太陽膀胱經與手太陽小腸經相連，手太陽小腸經與手少陰心經相表裡，故在治療時，強調按摩心經和小腸經，並增加小指和食指出血量，以增加療效。十宣穴針刺出血治療法，簡便易行，取效迅速，不失為一種好的方法。

⑦ 推天河水治小兒發燒

> 推天河水，既可泄肝經之火，又可補脾經之血，肝火得泄，心裡自然清涼，脾經得補，胃口必會大開。

在我的部落格留言中，詢問小兒護理調養的不少，家長都是心急如焚。我自己也有小孩，自然能體會父母們的舐犢之情。記得兒子一歲的時候，有一次發燒感冒，夜裡無法入睡，孩子每一聲劇烈的咳嗽，都扯痛我的心。看著他燒紅的小臉，急得我團團轉，我所擅長的這些治療招數，用在孩子身上卻療效不佳。

求己應用① 治肝旺脾虛型發燒：推天河水 300 次

情急之中猛然想起一招「推天河水」，忘了曾經是在哪本書中看到的，看書時就覺得此法甚妙，但從未實踐過，當晚在兒子身上一用，果然靈驗，很快便燒退神安，咳嗽也大為減輕。古代醫家對幼兒疾病總結最為精要，「小兒之患，非肝即脾」。我兒子的體質就屬於肝旺脾虛型，這樣的孩子有一個顯著的特點就是睡覺少，即使哈欠連天，也不願去睡覺。此外這種體質的孩子通常夜裡愛出汗，脾氣較大，胃口不好，愛挑食，體瘦面黃，個子竄得快，但牙齒卻長得很慢。

推天河水，為什麼會功效卓越呢？讓我們來看看天河水的位置，是從勞宮穴一直到曲澤穴，這正好是心包經的位置，逆推心包經，既可泄肝經之火，又可補脾經之血，肝火得泄，心裡自然清涼，脾經得

補，胃口必會大開。所以對於那些夜裡手腳心發熱，汗出燒不退，煩躁難眠，夜咳不止等熱性病症，最為有效。但若是畏冷怕風，神倦易睏的虛寒性體質，則萬不可用。

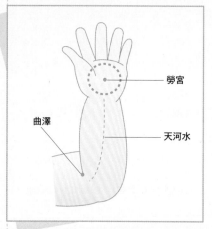

勞宮

曲澤

天河水

⊕給孩子推天河水，可泄肝經之火，補脾經之血，這樣孩子就會很快退燒，胃口大開。

推「天河水」的方法很簡單，家長只要用拇指，從孩子左手心沿手臂中線一直推到肘窩的曲澤穴為一次。每次要推至少300次。推時要在孩子手臂上抹些潤滑油（擦手油），防止擦傷皮膚。睡前給孩子推一推，效果最好。

⊙推天河水加按摩風池穴 ——海星

昨晚10點發現小兒感冒發燒38.5℃，無涕，喉嚨微紅微痛。在大椎、肺俞、曲池穴拔罐，背部輕刮痧，左耳尖放血4滴，推天河水左右100次，推六腑左右300次，清心火。一推天河水即微微出汗。12點開始汗出如珠，體溫下降，凌晨2點時體溫37.4℃，3點時又升到38℃，按壓風池穴，左風池痛極，後在左右風池各拔一紫印。一夜安睡，上午9點醒後體溫37℃。期間沒用任何藥物，只喝一些水。今天一天體溫正常。

Chapter 4

《黃帝內經》妙法多

善用古人智慧，創造當代妙法，
從認識穴名及學習把脈開始，
為自己累積不外求的實用養生祕訣。

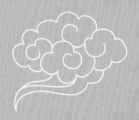

1 《黃帝內經》古法新用

讀《黃帝內經》，就像進到了黃金屋，俯首皆是有用的健身法寶。只要細細研讀古人的智慧，必能得到全新的領悟。

最近有網友批判我，說我提供給大家健康養生的小功法，純屬「臆想杜撰，無據無實，於中醫理論無可考證」。我讀罷啞然失笑，剛好提醒我寫一篇關於古法新用的文章，使更多的朋友在閱讀古代醫書的時候，能夠有一些全新的感悟，今天就以「取嚏法」和「墜足功」為例，探究一下《黃帝內經》中我們可以拿來一用的好東西。

先說「取嚏法」，我書中告訴大家可用手紙搓成細絲，捅鼻孔取嚏，以防感冒和鼻炎，此法取自《黃帝內經・靈樞雜病篇》，原話是這樣說的：「噦，以草刺鼻，嚏，嚏而已。」這是說打嗝不止，可用草來刺激鼻孔，一打噴嚏，打嗝就止住了。但是，現在打嗝不止的人畢竟不多，而經常感冒的卻大有人在，借此古法以為新用，不亦樂乎？《內經》上說：「諸氣憤鬱，皆屬於肺。」打噴嚏，打到微汗最佳，可以宣通肺氣，調暢氣機，既解肝鬱，散心火（汗為心之液，心火隨汗而解），又禦風寒（寒亦隨汗而出）。「取嚏法」豈止可治打嗝、感冒，還有很多功效等著你去摸索呢！

再說「墜足功」，我書中是這樣說的：「首先，你要顯出疲憊的表情，顯出慵懶的神態，像是半夢半醒，沒精打采，餓了一天沒吃飯，腿上還綁著大沙袋……然後我們開始跑步。」這一段其實完全是《黃

帝內經・靈樞經脈篇》中的補腎法，原文是這樣一句：「緩帶披髮，大杖重履而步。」也就是要你寬鬆腰帶，披頭散髮，扛著大拐杖，穿著沈重的鞋子散步。這不就是「墜足功」嗎？

看古書一定要身臨其境，感同身受，這樣才有意趣。類似這樣的健身法寶，《黃帝內經》當中俯首皆是。進了黃金屋，你可一定要多加留意，鑽石都滾到腳邊了，卻又被我們一腳踢開，豈不太可惜了。

穴名大有學問

說實話，祕法我這沒有，如果有的話，也只能說是一些學習經絡知識的心得和思路。拿肝經來說，我一直推崇太衝，並把它叫做「消氣穴」，它散肝火，補心血，安心神，利水道，功能極爲強大。有人問：「看古書中對每個穴位的解釋，用詞都差不多，並沒有額外強調誰更加重要，你是怎麼知道這個穴位有神奇的功效？」其實，古人在許多穴位的名稱中早已標明了它的地位和用途，那穴名可不是隨便取的，裡頭可是大有學問，有很多東西可挖呢！

比如太衝穴：太，盛大的意思；衝，重要的通道。那麼人體「盛大」而「重要」的通道在什麼地方呢？那一定是在氣血聚集流動最多的地方。那就是肝臟和心臟相通的地方。肝是血庫，心是血泵，心血不足，非心臟本身造成，而是肝臟供血不足。因何供血不足？因爲兩臟之間的通路瘀阻。因何瘀阻？源於肝氣不疏，氣滯則血瘀。「衝」字還有用水灌注的意思，更是直接說明了，刺激太衝穴就會把肝的血液灌注到心臟去，但一定要朝「行間」的方向去按摩。行間是肝經的「火穴」，肝臟屬木，心臟屬火，正是「木生火」之意。

求己應用① 陰道搔癢：**灸蠡溝穴**

　　再說個肝經的蠡溝穴，此穴在內踝尖上五寸。「蠡」的本意是指小瓢蟲在咬木頭，所以我們看到上面是「橡」字的右半邊，底下有兩隻小蟲在往上爬。「溝」，指細長的水道，在這裡暗指婦女的陰道。古人對於「私處」常用這種暗語來表達。所以這個「蠡溝」在中醫院的針灸科一貫是用於治療陰道搔癢的要穴。當然，陰道搔癢的內因是源於肝膽濕熱，最好再加上祛濕要穴「曲泉」與「陰陵泉」，平日再喝些

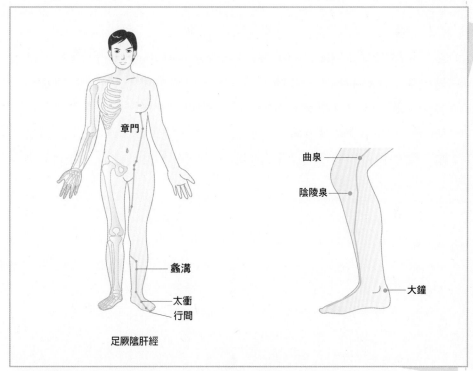

章門

曲泉

陰陵泉

蠡溝

太衝

行間

大鐘

足厥陰肝經

　⊕太衝穴散肝火、補心血、安心神、利水道，刺激時一定要朝行間的方向去揉。蠡溝穴、
　　曲泉與陽陵泉是治療陰道搔癢的要穴。章門匯聚五臟的精氣，可常按揉。按摩大鐘，則
　　可治療咽喉腫痛。

綠豆薏仁粥，以解肝毒，除濕熱，才是治本之道。

　　肝經還有個要穴叫章門，位於肋骨下緣。「章」的意思是「貴重的材料」，什麼是人體中貴重的材料呢？那當然是五臟了，章門是五臟的「會穴」。「會」是指五臟的「精氣」都在此穴會聚。刺激這一個穴，等於把五臟功能都調節了，所以，我們敲帶脈減肥的時候，別忘了順手把這個大穴也敲一敲，此穴還是脾經的「募穴」（募是聚集的意思）。此穴清肝火而補脾，好處多多，大家慢慢去體會吧。

求己應用② 音啞失聲：按腎經的大鐘穴

　　有個朋友發燒後音啞失聲，我直接給她點按腎經的大鐘穴。她疼得大叫：「好痛呀！」我說：「你看，出聲了吧。」我們相視哈哈大笑。大鐘為什麼會這麼有效呢？除了要記住它是腎經的絡穴，腎經通於咽喉，所以治咽喉腫痛；更不要忘了它的名字叫「大鐘」，鐘不敲不鳴。這些神奇的穴位名字中蘊藏著祖先們的智慧與厚愛，我們怎可不心懷感恩呢？

輕輕鬆鬆找穴位

③

古代醫家都提倡「離穴不離經」，就是說穴位可以找不準，只要經絡找對就行了。按不準穴位的，就用敲打法，一敲打，就把那些個穴位從身體深層給敲了出來。

很多朋友對我書中的理念很是認同，又聽我說得「有鼻子有眼睛」，甚至有些神乎其技，於是對經絡穴位產生了強烈的好奇，摩拳擦掌，準備一試。可是才一出手，就遇到了找不準穴位的難題！本來躊躇滿志的情懷，一下子變得遲疑不定。

如果穴位找不準，按錯了地方，會不會產生副作用呢？於是有的人開始查書看圖，或者詢問專家；有的人乾脆就心生狐疑，棄之不用。可是就算查書、看圖、問專家得到的結果，也經常是不清楚、不準確的，於是學習的熱情轉瞬即逝，剛買來的書本束之高閣，一項美好的計劃，就這樣掉進了「死穴」。

找穴難，確實是很多朋友面臨的共同問題，穴位在經絡圖上密密麻麻，就像是夜晚的星星，似乎是很難找準。其實，每個穴位都有自己的路徑和軌道，那就是十二條經絡的位置。你只需找到與自己有關的那條經絡就行了。

其實，在學習經絡的過程中，找穴可以說是最不重要的一環。有人一聽，馬上就會對我翻白眼，認為我說的不夠嚴謹、不夠科學。有人說，穴位找不準，就如同沒有靶子亂放槍一樣，若說不重要也太不

負責任了。不錯，穴位是什麼？是路標，是參考點。很多人專找路標，卻不看路，連要去哪裡都不知道，那你找到路標又有什麼用呢？

求己應用① 胃痛：**按摩胃經的足三里**

　　比如說，胃痛時應該按摩胃經的足三里，書上說足三里在「膝眼」下三寸。膝眼是什麼？就是膝蓋的眼睛嘛！在膝蓋骨下凹處。三寸到底有多長？這裡的寸也叫同身寸，三寸是自己四指並攏的距離，那就在膝眼下約8釐米胃經的那條線上去找，上按一下，下按一下，上上下下，左左右右，循胃經去找最敏感的點就是了。如果你此時正在胃痛，最敏感的那個點就是你自己的足三里。按對了，它會回應你。那個點會持續地疼痛或酸脹一會兒，與按其他地方的感覺迥然不同。你自己親自找到一個穴，其他的就順藤摸瓜，舉手可得了。

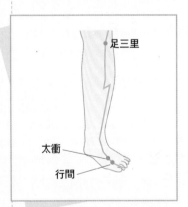

⊕胃經的足三里，在膝眼下三吋的地方，刺激時可用指節點揉。刺激太衝穴，一定要用手指掐進腳拇指與食指的凹陷中，以這種深度從太衝揉到行間，才會有效。

　　有人說，你熟練了，當然閉著眼睛都能找到，我們初學者卻怎麼也找不準。這被你說中了，要熟練，就要多按多找，要有尋寶的興趣和細心才行。另外，閉著眼睛去找穴位的感覺，也是非常好的方法。你要記住，準與不準，沒有死標準，每個人的身長不同、胖瘦不同、氣血強弱不同、按壓的力度不同，找不準很正常。穴位都在較為深層的位置，有些人把皮膚都揉破了，也不見得真揉到那個穴位了。

　　比如，最重要的太衝穴，位置很好找，但很多人卻沒有揉到。這個穴一定要用手指

掐進腳拇指與食趾的凹陷中，才會真正起效，所以要把指甲剪平，不然腳肯定要被掐破的。以這種深度從太衝揉到行間，效果才真正顯出來呢！還有像足三里這樣在肌肉深層的穴，就要用指節來點揉。若用拇指肚輕輕地揉，像撫摸一樣，根本就沒把電路接通，經絡自然也不會傳導療效。

求己應用② 找穴位的祕訣：離穴不離經

上了年紀或體虛無力的人，找起穴位來，的確不易，那也不用著急，你只要找對經絡就可以了。古代的醫家都提倡「離穴不離經」，就是說穴位可以找不準，但經絡找對就行了。按不準穴的，就用敲打法，一敲打，就把那個寶貝穴位從身體深層敲出來了。因為通常穴位要比其他的地方敏感許多。拔罐的朋友就更不用擔心穴位的準確與否了，一個罐常常會覆蓋兩三個穴，這時，你要自己體會一下，拔在哪個位置最有感覺，就拔那個穴，那才是你所需要的。

古時的藏寶圖，都是手繪的，肯定沒有現在的經絡圖清楚，寶物也照樣會被挖走。穴位都是我們身上的寶物，仔細找一找，絕對不難發現。

⊙ 找痛點治慢性病 —— Topofsummer

我覺得不管什麼方法，都是為了疏通阻塞的地方。平常學一些經絡方面的知識，沒事的時候，在全身的各個部位經常揉揉按按，覺得有痛點，就耐心地把它揉散，就不會有什麼大病了。有毛病的時候，查看一下相關的經絡，找到痛點，按摩到不痛就行了。像我最近事務繁多，舌上生瘡的老毛病又犯了，以前沒有好辦法，只有耐心地等它們消失。現在從中里老師的文章中得知「舌乃心之苗」，就在心包經、心經、小腸經這些與心臟相關的經絡部分慢慢尋找，果然在左臂心經的「少海」發現痛點，一按下去，馬上就知道了什麼叫「痛徹心肺」，慢慢按摩，痛得不重了，舌上的口瘡也奇蹟般地消退了，並且折磨自己多年的左臂酸脹狀況也減輕了許多，再接再厲，慢慢地向下尋找，發現痛點又轉移到「通里」了，現在我每天想起來就按摩這兩個穴位，按摩一次，左臂酸脹的現象就好轉一下，雖然沒有根治，但我覺得只要堅持下去，這個困擾我十幾年的慢性病會好起來的。

⊙ 按摩肝經除心火 —— Jnc

若能加上按摩肝經在腿到腳上痛的地方，外加三焦經在手背上痛的地方，效果可能會更好。「舌乃心之苗」這話沒錯，可心火多數是由肝膽之火引發，治療莫忘源頭，若能再按摩一下腎經，補一下腎陰更好。

4 養顏美容先養腎

女人過了三十五歲之後，大腸經和胃經的氣血就逐漸不足，由於這兩條經都上行於頭面髮際，一旦精氣衰退，臉色就開始憔悴，頭髮就開始脫落。所以要想氣色紅潤，頭髮濃密，胃腸的氣血就得要充盛才行。

　　昨天去一位朋友家做客，看到他太太正在專心致志地研讀《黃帝內經‧素問》，看書中畫滿了紅藍線條重點標記，讓我頗感驚訝。因為他太太是有名的「股迷」，現在正是「牛年」，怎麼有心情研究中醫呢？

　　我是他家的常客，一進屋，他太太便招呼我過去，說：「小鄭來得正好，快給大姐講講這一段，我看了半天也沒看明白，鬱悶一下午了。」我走過去一看，她讀的正是《陰陽別論篇第七》，這是難度很高的「脈學篇」。若給她說明白，用三天估計差不多。我對她笑笑說：「大姐你太厲害了，總是知難而上，這個太深，我也不懂。」她用眼睛斜瞥我了一眼，然後說：「跟大姐擺架子是不是？」

　　我坐在她對面的沙發上，轉移了話題，問道：「你學這些經典是想要做什麼呢？」大姐回說：「我想看看有沒有防止衰老的祕方，你看大姐還不到50歲，就開始掉頭髮了，多嚇人呀，再過幾年還不都掉光了。」其實，她一點不顯老，也就像40歲的光景，但女士們總是「精益求精」。「你看了這些天，找到駐顏祕方了嗎？」我打趣道。她

懊惱地說：「還沒找到，很多地方看不懂，有點學不下去了。」我說：「若只是想學駐顏術，第一篇就有，而且說得很詳細呢！」

求己應用① 養顏防老：**敲胃經和大腸經**

她迷惑地說：「我怎麼沒看到呢？」於是我讓她翻到第一篇《上古天真論》，指給她這兩句話：「……五七，陽明脈衰，面始憔，髮始墮。」什麼意思呢？我為她解釋說，女子過了35歲以後，大腸經和胃經的氣血就逐漸不足，由於這兩條經都上行於頭面髮際，一旦經氣衰退，臉色就開始憔悴，頭髮就開始脫落。所以要想氣色紅潤，頭髮濃密，胃腸的氣血就需充盛才行。我說：「這下你知道我為什麼建議你常吃山藥薏仁芡實粥了吧，因為這粥最長腸胃氣血。記得我曾寫過一篇《預防衰老的秘方》，提倡大家多敲胃經和大腸經，以養顏防老，就是抄襲《黃帝內經》的這一篇。」

聽我這麼一講，大姐接著問說：「我來解釋這下一句，你看看，我說得對不對，『六七，三陽脈衰於上，面皆憔，髮始白。』是說人過了42歲，三條胳膊上陽經（也就是大腸經、小腸經、三焦經）和腿上的三條陽經（也就是胃經、膀胱經、膽經）的氣血都將逐漸衰弱，而這六條經脈又都上達於頭面，所以人就會變成了黃臉婆，頭髮也白了，所以我們要經常敲膽經，按摩三焦經，以防衰老……」

求己應用② 增強性能力：**依不同虛損分補五臟**

我連忙鼓掌，說：「講得太好了，這麼學就對了。」她先生李哥聽我們說得這麼熱鬧，也連忙從廚房跑了出來，邊用圍裙擦著油手，邊好奇地問：「那書中有沒有講怎麼補腎的，我最近吃了不少補腎的

藥，也不管用。」我知道李哥指的是「性功能」的問題，這也是許多過了40歲的男性朋友即將面臨的問題。但這是一個綜合體質和心理的問題，並不是一兩副藥就能根本解決的，也不是一句話說得清的。李哥又催問了一句：「有這方面的論述嗎？」我胸有成竹地說：「當然有了，這第一篇就講得很清楚。」

我於是指給夫妻倆看這一句：「腎者主水，受五臟六腑之精而藏之，故五臟盛乃能泄。」這句話是說：五臟六腑各有精，非腎一臟獨有精，隨用而灌注於腎，所以腎虛光補腎是不行的，要根據不同虛損的情況而分補五臟才能有效。簡單地說：腎氣虛則補肺，腎陽虛則補肝，腎無火則補心，腎無血則補脾，腎陰不足則補腎。當然這只是個思路，並不是公式。氣不足則不振奮，陽不足則不剛硬，火不足則神不定，血不足則難持久，陰不足則筋易傷。

聽我這麼一講，李哥馬上捧過此書，肅然起敬，嘖嘖讚歎，說：「我也要好好讀讀《黃帝內經》。」讀書嘛，大致有兩種，一種可用來陶冶精神，一種則是專為應用而讀。若為應用而讀，那麼讀的東西應該是可用的，若無處可用，就不用再耗費短暫的人生了。比如在非洲生活，就沒必要去學習游泳的技法。學習中醫，還是找你的興趣所在，這才是入門之徑。

5 為自己把脈

把左右手腕的六種脈（心、肝、腎、肺、脾、命門）當做六個最親近，但稟性不同的孩子來照看，一旦你感覺到她們細微的變化，再看李時珍的《瀕湖脈學》，便可一目了然。逐步實踐，自會日有所得。

很多朋友想向我學習診脈，覺得這種方法非常奇妙，居然能夠用三個手指探明身體五臟的情況，甚至有些疾病在身體上還沒有任何徵兆，但是在脈象上已經顯示得很嚴重了。診脈真有如此神奇嗎？

求己應用 ① 把脈第一步：閉上眼睛＋安靜的環境

答案是肯定的，但要學會診脈也並非易事，得先學會用「心」去看臟腑才行。診脈時，最好閉上眼睛，手搭在左手的寸、關、尺上，可以檢查心、肝、腎的情況，搭在右手則反映肺、脾、命門的情況。

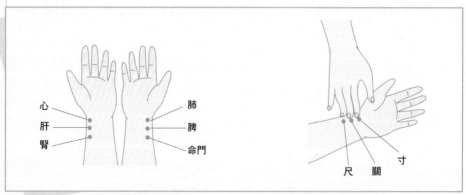

⊕ 古老而奇妙的診脈法，以 3 根手指就能清楚探明身體五臟的情況。

一次朋友聚會，有個朋友執意要我教大家診脈。我請大家安靜，最好是鴉雀無聲，因為診脈一定要有一個安靜的環境；然後讓大家用右手食指、中指、無名指上的三個手指肚，放在左手的寸、關、尺上。

我請大家先摸脈一分鐘，然後告訴我各自的感覺。有人說，摸不準，忽有忽無；有人說，脈跳得很有勁兒；有人說，脈跳得很快；最後一個女士的話，大概道出了所有人的感覺。她說：摸不出什麼特別的，只是感覺脈在跳：一下，二下，三下……

求己應用② 把脈第二步：**細心分辨不同脈象**

其實，若用心去體會，三個指肚下的感覺是有所不同的，有的有力，有的無力，有的粗大，有的細小，有的滑利，有的滯澀，有的緊硬得像琴弦，有的鬆軟得像絲線。

而古人類比得最為形象，比如說滑脈（一種表示體內有痰濕的脈）被喻為「如盤走珠」；澀脈（一種表示體內有瘀血的脈）像「輕刀刮竹」、「如雨沾沙」；浮脈（一種表示氣血向外發散的脈）古人說得最細：「如水中漂木，舉之有餘，按之不足」，摸這個脈的時候，感覺就像是用手按著水中一塊漂浮的木頭，輕輕按，會覺得這木頭的浮力很大，可一用力，木頭就沈到水裡，反而覺得沒什麼力量了。

所以，學習診脈要有一種身臨其境的感覺才行，需一會兒去搖一搖盤裡的珠子，一會兒去拿小刀刮刮竹子（能想像就好，沒必要真的去刮那可憐的竹子），一會兒再去河邊用手壓一壓水中的漂木，只有在心裡有了這些真切的體會，才能感覺出脈象的細微變化。

　　古語說「心中易了，指下難明」，是說這些感覺你已經有了，可到了用手指去摸脈，又糊塗了，那怎麼辦呢？難道脈學我們就學不會了？非要得遇名師親授才能窺其門徑嗎？也不盡然，告訴你一個方法，你若能突破這一關摸脈入門，想登堂入室，只是時間的問題。

　　這個方法就是把自己左右手腕表示的六種脈（心、肝、腎、肺、脾、命門）當做六個最親近，但稟性不同的孩子來照看，摸脈的時候就像是在撫摸孩子的頭頂，要有關愛而細膩的感情在其中，仔細感覺她們的跳動，也就是她們的語言，一旦你感覺到了她們細微的變化，再看李時珍的《瀕湖脈學》，便可一目了然，逐步實踐，自會日有新得。不然就算是窮經皓首，把五十八種脈象背得爛熟，也起不了什麼作用。

　　有人說，關於脈學你只說了這麼一點點，讓我們如何能夠學會呢？其實我早就想說，這種心法上的東西，本來就不是語言所能表達清楚的，會者心會，無需多言，不會的話，就暫時放在一邊，可能還有別的機緣，或別的方法更適合你。每個人都有自己的緣分，不是你的，我給你，你也看不到，拿不走。

Chapter 5

養生先養好體質

體質增長一分，疾病就減弱兩分。
疾病要靠「內力」去驅除，
而「內力」的根本在於每個人的體質，
所以善養體質，便是養生的第一步。

1 長生從養「筋」開始

只要常常調節我們腳下的「地筋」，我們的活力與能量就能源源不絕。

　　每個人都渴望健康，渴望能夠快樂地生活。可是現代生活的快節奏使太多的人心中充滿躁動和不安，似乎一時一刻的舒適都成了奢求。肝病的恐怖，前列腺的困擾，還有僵直性脊椎炎、腰椎突出、失眠、心血管疾病、帕金森、性功能障礙，以及過動兒等很多病症，看似毫無關聯，其實問題都出在一個地方──「筋」。

　　《黃帝內經》上說：「肝主筋」。筋是什麼呢？筋就是人身體上的韌帶、肌腱部分。很多病症，說不清原因，但都可以遵循一個原則，那就是從筋論治。人的身體裡有一些總開關，治病養生都是在這些地方用力，所謂的「不傳之祕」也盡在於此。曾經說過的「消氣穴」太衝、「疏筋穴」陽陵泉、「強胃穴」足三里、「健脾穴」公孫、「腰痛穴」飛揚、「補血穴」勞宮、「補腎穴」太溪等，都是能獨當一面的人身之大穴。但這些穴位書中已有記載，也算不是什麼祕密了。今天，我要告訴大家的是一個書中很難找到，但卻是對以上諸症皆有療效的養生之法──揉「地筋」。

求己應用① 養肝治百病：揉地筋

　　道宗祕訣中有這樣一句話：「天筋藏於目，地筋隱於足。」藏於目的天筋，一般人難於下手去鍛鍊；隱於足的地筋，我們卻可以把它

找出來，爲我們所用。那怎麼找呢？將腳底板面向自己，把腳趾向上翻起，就會發現一條硬筋會從腳底浮現出來。按摩這條硬筋，把它揉軟，會有神奇的功效。通常脾氣越暴的人，這根筋就越硬，用拇指按一下，就像琴弦一樣。凡是有肝病的人，這條筋是必按之處。

你可能會問，這條「硬筋」在腳底，並不循著任何一條經啊？稍微仔細些就會發現，其實這根筋是循行在肝經上，只是肝經一般都標注在腳背而不是腳底。肝的問題是人體的一個核心問題，肝的功能加強了，人體的解毒功能、消化功能、造血功能就會顯著提高。但肝卻是最難調理的臟腑，藥物難以起效，針灸似乎也鞭長莫及，古人的一句「肝主筋」，卻道破了我們通往肝經的捷徑——通過調理「筋」就可以修復肝。

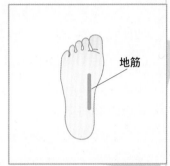

地筋

⊕ 地筋循行在肝經上，是通往肝經的捷徑，透過調理地筋就可以修復肝。

這根筋雖然用途極廣，但有些人卻找不到它，揉這地方的時候反而會感覺這根筋軟弱無力，塌陷不起，這樣的人通常肝氣不足，血不下行，反而需要把這根筋揉出來才好；還有的人雖然這根筋很粗大，揉起來卻毫無感覺，也不堅韌，像是一根麻繩，五十歲以上的男士較爲常見，這樣的人通常年輕時脾氣暴躁，肝功能較強，但由於酗酒、疲勞、憂慮等諸般原因，現已肝氣衰弱，更需要常揉此筋。

求己應用 ② 理筋即是調肝

關於「筋」，我再提供些其他的知識，你可參照著自己的身體情況來調理。膝爲「筋之府」（所以要經常跪著走以養筋），膽經的陽陵泉

為「筋之會」（所以要常撥動以舒筋），脊椎督脈上有個「筋縮」（所以要多用掌根揉它以伸筋），膀胱經的膝下有個「承筋」（所以要多用拳峰點按以散筋），請記住，理筋即是調肝。而凡和震顫、僵直、抽搐、火氣、眩暈、憂鬱等有關的病症，都與肝經有關。

之前曾告訴大家將大腿儘量劈開以增強肝腎功能，其實不過是要拉伸腿上的大筋。男性生殖器名爲「宗筋」，即是諸筋彙聚之意，所以改善「筋」的供血，是從源頭來解決肝的問題，同時也解決生殖的問題，方法也極爲簡單。只要常常調節我們腳下的「地筋」，我們的力量就會源源而發。

到過上海楊浦大橋的人都會驚歎於它的宏偉壯觀。但是你發現了嗎？是誰在支撐著它？承載著它的巨大負荷的，是那些粗壯有力的鐵索，那就是這座橋的「筋」。我們要打造的，也正是這樣的鐵骨「銅筋」。

讀者
回應

⊙「抽筋」是人體的自然調節　　　　　——新西蘭

中里老師談到的「地筋」，我曾經做「抽筋」鍛鍊時練習過。剛開始，我的這根筋確實很硬很痛，練幾次就鬆多了。「抽筋」鍛鍊是指在放鬆狀態下，有意識的改變體位，人為促成肌肉痙攣，俗稱「抽筋」。其實，「抽筋」是人體的自然調節的方式之一。人體的某些部位在遇到寒冷或疲勞等情況時，相應的筋會自然地收縮，會伴隨疼痛，有時還很劇烈，但過一段時間後（一分鐘或更長），疼痛達到最大值以後便會遞減，同時筋也會逐漸鬆弛發熱，最終恢復輕鬆自然的狀態。

可惜的是，由於對人體這一調節功能的認識不足，人們往往會緊張，從而改變體位，人為中斷這一過程。「抽筋」鍛鍊的要點是順其自然，放鬆，同時做深呼吸。

⊙長期服藥更要拉筋 ——許個心願

肝是主解毒的臟器，如果長期吃西藥，一定要堅持每天拉筋，最好的方法就是練習上學時體育課的側壓腿暖身動作。

2 打通督脈和膀胱經 治疑難雜症

虛弱的身體若無從改善，那就先從打通督脈和膀胱經入手。因為，這兩條經脈可以調動人體腎臟的功能，有助於解決各種疑難雜症。

　　為什麼要從膀胱經和督脈入手呢？因為，這兩條經脈可以調動人體腎臟的功能。有人會問，你曾經說過，補益脾胃是改善體質的關鍵和前提，現在怎麼又來強調腎的功能了？難道腎臟的強壯比脾胃更為重要嗎？

　　我來告訴大家，脾胃是後天之本，腎是先天之本，「後天」的功能是靠外來的培補來使身體強壯，「先天」則是自然的賜予，是與生俱來的自然潛能。我們可以通過後天的調養來改善體質，但卻無法使之變得強大，若想達到天人合一，從自然中汲取源源不絕的能量，就一定要打開通往宇宙的先天之門，這就是腎臟的強壯。古時練功修道的一個重要步驟就是「還精補腦」，而這個「精」指的就是腎精，所以要想身體有一個質的昇華，而不是停留在「溫飽」狀態，健壯腎臟就是必修課程，甚至可以說是終極目標。

　　古人說：「腎臟有補而無泄。」意思是說腎臟是總會顯得虧欠，而不會過於強壯的。打坐時男子意守「丹田」，女子意守「命門」，無非是要增強人體的「元氣」。何為元氣？就是先天之氣。先天之氣在哪裡呢？就儲存在兩腎之中，但腎的先天之氣，在成年時，已經完成了

一般人的生長需要，人也就開始「物壯則老」了。為什麼說年輕時是「人找病」，而年老時是「病找人」呢？就是因為「元氣」的盈虧造成的。但腎臟補起來並不是很容易，原因是五臟六腑如果只維持一般情況的「溫飽」，即使沒有充沛的「元氣」供應，也仍然可以達到自身的滿足，身體也就不必費力非要激發腎臟先天的功能了，沒有需求就沒有創造。

膀胱經是人體最大的排毒通道，也是身體抵禦外界風寒的重要屏障。若這條經絡通暢，外寒難以侵入，內毒及時排出，身體何患之有？所以我們一定要打通膀胱經，所謂「打通」就是讓更多的氣血流入這條經絡。而誰給膀胱經供給能量呢？主要是靠腎，腎與膀胱相表裡，膀胱經只是個通道，本身無動力運行，需腎氣的支援才能完成禦寒、排毒的功能，所以你加強了膀胱經的需求，也就激發了腎臟的供應潛能。

同理，督脈亦是如此。

督脈是諸陽之會，人體陽氣借此宣發，是元氣的通道。為什麼我們總要說「挺直你的脊樑」？就是因為那裡最展現人的精氣神，所以，打通督脈，可以祛除許多疾病，國外醫界專

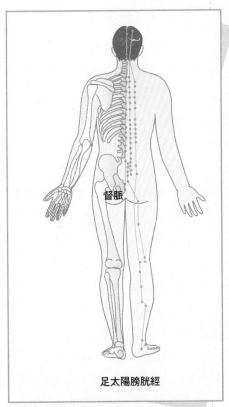

督脈

足太陽膀胱經

⊕ 強壯的腎臟是人體健康的有力保障，膀胱經和督脈可以調理腎臟的功能，想改善身體情況，可從打通這兩條經脈入手。

有整脊醫學的分支，治療效果極爲顯著，其實就是調整督脈。增強督脈的氣血供應，就能激發腎臟的先天之氣。

那怎麼打通膀胱經和督脈呢？其實很簡單，方法很多，刮痧法、拔罐法、敲臀法（如果膀胱經不通，敲臀就會很痛）都可以用，還可用掌根從頸椎一直揉到尾骨，肉太厚的話也可用肘來揉。要注意，膀胱經在腿上的部分也很重要，同樣可以刮痧、拔罐、按揉、敲打，只要能充分刺激它就行。還可兩腿繃直，俯腰兩手摸地，向後仰身彎腰，以及仰臥起坐，還有許多瑜珈上的動作，只要能刺激腰椎以及大腿後側的膀胱經，那就全可採用。

讀者回應

⊙打滾通督脈

——暖暖

據我體會，打通督脈的最簡單方便的方法就是暖脊功，這其實是瑜珈的功法，這裡借用一下。很簡單，就是抱成團，在地上打滾。不是真的滾，而是脊椎受力，以頭臀爲兩頭，像小船似的兩邊搖，很有效的，大家可以試試。另外在地板上做效果才好，在床上，特別是床墊上則沒什麼效果。

⊙折膝蓋通經絡

——芷若

我發現了一個挺管用的小功法：平躺，曲膝，雙膝輪流向左右倒，左右各算一下，每次大概做個200下。頭一天做了，第二天就會感覺腰部很舒服，三天後感覺整個後背都暖洋洋的。

3 告別黑眼圈及魚尾紋

我們完全可以在五十歲時，仍然沒有魚尾紋，可以終生都沒有老人斑：而眼袋和黑眼圈也可以不是自然衰老的必然產物。

人過中年，年輕時的美麗漸漸如潮歸海，黑眼圈、腫眼袋、魚尾紋、黑斑紛至遝來，誰不想留住光采動人的往昔？化妝品的遮蓋，未能增加我們的自信，卻平添了一份隱憂，當睡前卸去粉妝，歲月的滄桑便一覽無遺。

能不能讓青春放慢腳步，讓我們每天都願意在鏡子前佇足凝望呢？惱人的黑眼圈和眼袋，是怎麼出現的？如何消除它們呢？要知道，眼睛是氣血灌注的地方，《黃帝內經》上說：「五臟六腑之精氣，皆上注於目。」所以每天每條經的氣血都流向此處，這裡就像是一個窪地，陰經的氣血注於目內，陽經的氣血流於目圍。脾虛則水濕不運，胃經之濕濁則上行於眼下四白穴；腎虛則水道不通，膀胱經之濕濁則由攢竹穴、晴明穴旁注於眼上，所以通常講上瞼腫腎虛，下瞼腫脾虛。知其成因，我們就可以及早防患。

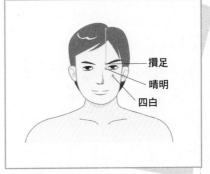

攢足
晴明
四白

⊕ 經常按揉四白、攢竹、晴明等穴，可以化解濕濁，消除黑眼圈和眼袋。

　　黑眼圈被公認爲是熬夜的必然產物，是很有道理的，這是因爲肝血被過多消耗所致。肝血被消耗過多，就會導致膽經的虛弱，眼睛周圍的供血主要是依靠膽經來供應。睡覺時血歸於肝，正是養肝生血的最好時機，肝與膽互爲表裡，肝血旺則膽氣足。夜裡肝血主要是用來消化解毒，既解有形之血毒，也疏無形之氣鬱，所以叫做「肝主疏泄」，也就是所謂的「推陳出新」。若夜裡不休息，強將肝血調用到娛樂上，肝解毒之力就會減弱，血液就會污濁，而且製造新鮮氣血的能力降低，不但眼睛會由於供血減少而酸澀，眼周圍也會由於膽經供血不足，且血液不夠新鮮而顯得晦暗，造成黑眼圈。有些人並不熬夜，也有黑眼圈，多爲肝氣鬱結、膽經氣血不暢所致。

　　還有長在眼角的魚尾紋，也會讓我們感到憂心忡忡，但大家一看便知，膽經第一個穴──瞳子髎，正好長在魚尾紋的位置，所以這就告訴了我們魚尾紋的成因，即膽經氣血不足或瘀阻了，也告訴了我們解決的辦法，那就是養肝利膽。

瞳子髎

⊕瞳子髎是膽經第一穴，膽經氣血瘀阻就會出現魚尾紋，所以要經常敲膽經。

　　但如果是皮膚先失去彈性，面部整個鬆弛下來，那時就不光有魚尾紋，而是滿臉皺紋了。此時光通膽經就無效了，而是要改善整個面部的供血，那就要去敲打按摩胃經了，因爲面部的氣血主要是靠胃經來供應。但胃經只是個通道，除了要通暢外，還

要氣血充足才行，所以心臟的供血一定要充足。而心臟的供血是由肝來完成，轉來轉去，又到肝上了。由此可見，要想美容，一切從肝開始。

求己應用③ 去除黑斑：**調理三焦經**

最後說黑斑，更與肝膽鬱結有直接關係。有黑斑的女性，通常同時也有婦科的病症。還有一種是長在太陽穴附近的黑斑，那是肝膽瘀滯堵塞在三焦經所致，通常也是更年期綜合症的早期信號，需要及早調理三焦經來防治。

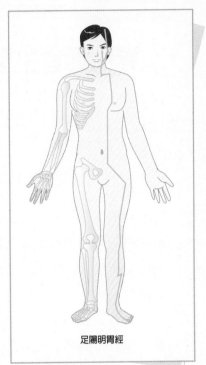

足陽明胃經

⊕ 經常敲胃經，可改善面部供血，讓皮膚充滿彈性。

知道了美容問題的癥結，我們就有了明確的目標。具體的操作，就要依你身體的實際情況、喜歡的方法而靈活運用。按摩、敲打、刮痧、拔罐、針灸、服藥、瑜珈、太極、打坐，只要能達到養肝利膽之效，就可以隨意而為。但如能心胸舒暢，情志調達，自會百脈皆通，氣血充足。前面所有的健身方法，不過是鋪石引路，借假修真罷了。

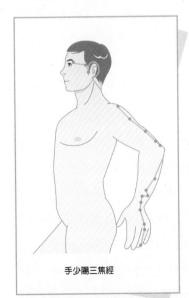

手少陽三焦經

⊕ 敲打三焦經，解除肝膽瘀塞，就可以使太陽穴附近的黃褐斑消失。

4 夢境是生活的一種回報

夢是上天給予我們的啟發，它將我們日常生活中的憂慮、困惑、感慨，用故事的形式重現出來，讓我們能理解其中的意義，以得到解決問題的最佳途徑。

前幾天，一位「白骨精」女士（白領、骨幹、精英）向我抱怨失眠多夢的苦惱。她說自己整晚都在做稀奇古怪的夢，讓她煩惱不堪。她吃了多種安眠藥，也無濟於事。各種各樣的夢境令她心情緊張，整天都有一種焦慮的情緒如影隨形，揮之不去。

看著她滿臉倦容，垂頭喪氣的樣子，我打趣說：「估計你做的夢，沒有美夢吧？俗話說：好夢由來容易醒。美夢即使天天做，也不會覺得多。」她說：「是啊，我做的夢，不是和人爭鬥，就是被人追趕，不然就身處險境，無法脫身。」我說：「這麼有趣的夢，真像是驚險小說，不妨說來聽聽。」

她說：「在夢裡時，連追趕我的人臉上的痣都看得清清楚楚，但是具體情節，過後卻忘記了。」我說：「夢境是上天給予我們心智的啟發，它將我們日常生活中的憂慮、困惑、感慨，用故事的形式重現出來，給我們放一遍電影，讓我們能理解其中的意義，以得到解決問題的最佳途徑。這裡的『上天』，並不是有什麼神仙的恩澤，而是我們自己心靈的感悟，這是最有智慧的。很多人不相信心靈的指引，卻只相信書本，相信『權威』們的陳腔濫調，用別人的信條來規劃自己的

生活。愛做夢的人及做夢後能記憶清晰的人，眞是上天的寵兒。因爲夢是靈感的源泉，而靈感正是智慧的兄弟。」

那「白骨精」一聽此話，頓時精神抖擻，黑眼圈都泛出了亮光，急切地問道：「那你說說我的那些夢，有些什麼涵義呢？」我說：「這其中的答案最好你自己來尋找。從夢中醒來時盡量把夢境詳細地記錄下來，越詳細越好，就連夢中的一草一木，一針一線也不要丟掉，細節的背後通常都有其深刻的涵義。

開始的時候，可以只記錄不思考，記錄一段時間以後，經常回過頭來看一看，答案或許就會躍入你的腦海。往往是你在現實生活中碰到某件事，突然就想起了這個夢，那時你不用費心去思索，答案就在心裡了。」她高興得手舞足蹈，又神采飛揚地說：「沒想到，我這久治不癒的毛病倒是一件難得的好事，我恨不得現在就躺下來做夢呢！」

我自己對於夢一直情有獨鍾，但一覺醒來，很少能記得住什麼。我也曾有意識地在白天打盹，做個小夢，然後記下來玩玩，對增強記憶力很有幫助，因爲重返夢的路徑正如同回憶英文單字，兩者的感覺幾乎是一樣的。有時遇到困惑不解的事情，我就躺下來，在半夢半醒之間，常常會有些想法飛進我的腦海，我通常認爲這比書本的知識更有價值。

幾天後，「白骨精」打來電話，顯得有些沮喪。她說：「自從跟你談完後，卻睡得沈了，幾乎不做夢了，就算做夢也是淺嘗輒止，醒來後就記不清了。」我說：「好呀，這不正是你所希望的嗎？」「可我還想得到更多的靈感呀。」她說，「以前做了那麼多夢，我都沒能好好把握，現在想好好回味一下，卻無從得到了。」我說：「靈感若能被隨意抓到，那還叫什麼靈感。許多事情可遇不可求，尋夢之法，只

是讓你在靈感常出沒的地方等待，猶如等待你的夢中情人，你不知他住在何方，於何時出現，就像那句膾炙人口的詞：『眾裡尋他千百度，驀然回首，那人卻在燈火闌珊處。』」

5 夢更是祛病養生的良藥

其實，我們每天所作的夢都是一部部生動感人的電影，如果你懂得欣賞，那你就能從中擷取更多祛病養生的靈感妙法。

前天午餐時，同事小李問我：「中里老師，我昨天夢見『刺蝟』了，不知是什麼意思？」我不假思索地說：「夢見刺猬，那是代表你的男朋友。」

「是這樣嗎？我夢見一隻老鼠，跟著刺蝟在鑽洞。」

「那就更對了，你今年二十三歲，屬鼠，那老鼠正代表你本人。」

「你說得對，我也覺得自己是那隻老鼠，開始的時候我們好像是遇到危險了，刺蝟就帶著我鑽洞，我們好像鑽了好久，那洞很寬敞明亮，在裡面一點也不害怕，只是覺得跑得氣喘吁吁的。後來，我就先跑出洞了，坐在洞口對面的大石頭上歇著，看著刺蝟不一會兒也從洞口慢吞吞地鑽出來，對我說：『你看，這不出來了，什麼事兒也沒有。』」

我說：「你真是做了個好夢，把你和男朋友同甘共苦，攜手並進的整個過程，通過老鼠和刺蝟鑽洞的情節，活靈活現地表現出來，簡直就是上演了一齣動人的人生動畫大片。」

小李聽我這麼一說，高興得手舞足蹈，說：「中里老師，那你每天吃中飯的時候幫我解夢好不好？」我連連擺手：「你的夢，我來給你解多沒意思，你還是自己摸索去吧！」小李顯得有些失望，說：

「像我這等俗人，哪裡會像老師那樣能看到其中的玄機呢？」我說：「我們都是俗人呀，『人』吃『穀子』，可不就是個『俗』嘛！如果人到山裡去修道，或許會成『仙』，如果超出人的境界，弗（不）是人，那就成『佛』了。」

小李大笑說：「中里老師，漢字裡竟有這麼多的玄機呀，太好玩了！」我說：「這算什麼玄機，不都寫在字面上了嗎？誰都看得明白，只是一般人不仔細看罷了。同樣你的夢也是如此，認真去看自然就能明白。」

其實，我們每天的夢都是一部生動感人的大片，假如你懂得她、欣賞她，那麼你的生活從此將增添多少激動人心的畫面，將收穫多少曇花一現的靈感。人生如夢，多一些夢的情懷，人人都將是偉大的藝術家。

⑥ 改變先天體質的真功夫

如果你的體質增長一分，疾病就減弱兩分。疾病是要靠「內力」趕走的，而「內力」是我們每個人所固有的，但要我們去尋找，去培養，去激發。

　　很多人喜歡金雞獨立，因為隨處都可以練習；很多人喜歡推腹法，因為能治慢性病，並與減肥有些關聯。但我曾說過的「地板上的健身四法」，也就是「打通小周天」，更為快捷，它包含了銅頭撞樹、金雞獨立、推腹法、跪膝法、補腎功五大功法的全部功效。今天在此再介紹一次，正所謂「道不輕傳」，那就「重」傳一下吧。

求己應用① 增長體力：**壁虎爬行法**

　　壁虎爬行法：此功法從頭到腳，從頭頸四肢，到五臟六腑，從皮膚肌肉到筋骨關節，都同時得到了鍛鍊。但由於動作和緩自然，練習者隨時交叉處於運動與休息狀態，所以不會感到絲毫的疲憊。又加上了意念，把自己想像成壁虎，使「心力」與「體力」相合。這種鍛鍊之法，體力沒有消耗，只有增長，而且增長的是自然協

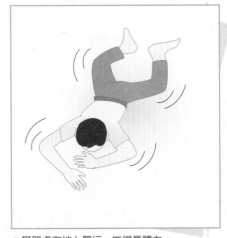

⊕ 學壁虎在地上爬行，能增長體力。

調之力，對於體力虛弱無法進行激烈運動的朋友，最爲適用。遊戲之間，就練成了「九陽神功」，豈不妙哉？

有的朋友更關心此功法能治什麼病，否則說得再好，也覺得與己無關。「我們總是關注疾病，而不關注健康」，要知道，如果你的體質增強一分，疾病就減弱二分。有的人渾身是病，症狀無數，寫私信來，問我應從哪個病開始調治，我回覆道：「從增強體質開始。」既然我們無法驅散寒冷，那我們就去尋找陽光吧。疾病是要靠「內力」趕走的，而「內力」是我們每個人所固有的，但要我們去尋找，去培養，去激發，因爲它就是我們心中的「太陽」。

求己應用② 開竅醒神：叩首法

叩首法：可將氣血引入頭面，開竅醒神之力很強。對於頸椎病、頭痛、耳鳴、近視眼、黑眼圈都有療效，尤其對於長期「一竅不通」的慢性鼻炎患者，多練此功法中的「撞揉」動作，可即時通竅，並作用持久。此外，患腰肌勞損的朋友，若能循序漸進地練此功法，也有很好的輔助療效。

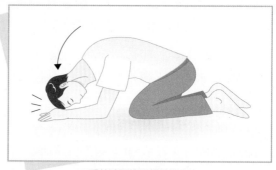

⊕叩首磕頭能治慢性鼻炎。

求己應用③ 激發先天之力：震動尾閭法

震動尾閭法：此法最能激發人體的先天之力，撞擊的位置正是督脈的長強穴與任脈的會陰穴之間。「長強」就是可以讓你長久保持強

壯的意思；而「會陰」，相當於瑜珈當中的「海底輪」，是人體能量與
自然界能量相通的門戶。震動這兩個穴，將任督二脈接通，人體就會
陰陽調和。此功法對肛門疾病、前列腺疾病、婦科疾病以及男子性功
能障礙，都有顯著療效。另外，此功法在站起的時候，受力點是腳外
側膀胱經部位，所以最善治風寒感冒，尤其對過敏性鼻炎療效甚佳。

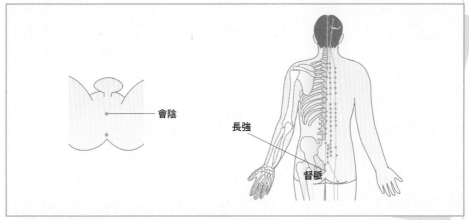

⊕震動長強和會陰，將任督二脈接通，人體就能陰陽調和。

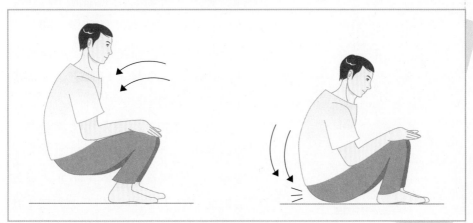

⊕一起一坐，臀部離地面約幾公分，即可達到震動尾閭激發先天之力的功效。

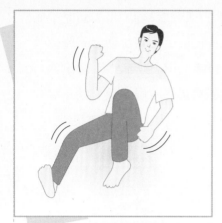

⊕踏步搖頭法鍛鍊的部位主要是督脈與膀胱經，對治療僵直性脊椎炎特別有效。

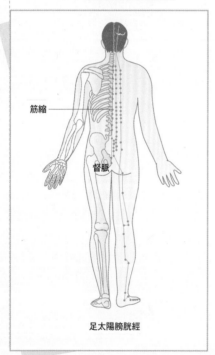

筋縮

督脈

足太陽膀胱經

治僵直性脊椎炎：
踏步搖頭法

踏步搖頭法：很多早期僵直性脊椎炎患者，向我諮詢調養方法，我總是推薦踏步搖頭法，因為此病症狀雖在脊椎，其實病因卻在肝腎。踏步搖頭時，能啟動督脈上的筋縮穴，此穴通肝，善治筋脈拘攣僵直，此為「舒筋柔肝之法」。「一搖一踏」，鍛鍊的部位主要是督脈與膀胱經，督脈為諸陽之會，陽氣最盛，膀胱經是寒氣出入之所，寒氣最多。練此功法時，因為頭部要抬起，自然會小腹繃緊，這樣會使氣聚丹田。丹田氣盛則內力轉輸督脈，令督脈之陽氣源源不絕，便可將膀胱經之積寒輕易驅出，隨汗而解。此為「散寒補腎之法」。常練此功法，再配合其他補益肝腎之法，僵直性脊椎炎或有痊癒的可能。

真希望更多的朋友也能因此踏上健康之路，如果你還在我的書中苦心搜尋與自己相符的病例，不如先練練這地板上的「健身四法」，你將馬上找到全新的感覺。

讀者回應

⊙地板四法延伸應用 ——清泉石流

　　我練叩首法，是將腰挺直，小腿和大腿成直角，叩一次挺身一次，這樣既練了叩首法，也練了跪膝法。如果感覺腰酸，也可以雙手不離地，只抬頭，腿還是直角。震動尾閭時，雙腿無力，根本起不來，只希望面前有棵胳膊粗的樹，讓我拉著隨意起落。後來我將雙腿散盤，就是腳面碰地，兩手按兩腳心，上身使勁向前一衝，臀部就離地了，然後向後，做50次，手心直冒汗。踏步搖頭法，兩腿離地，說是踏步，更像踩腳踏車。既練督脈，又練腹肌。惟獨壁虎爬行法還不會做，趴在那兒就動不了。有網友說地板上鋪一條舊床單，四肢就可以活動，我還沒試過。

⊙開通大周天 ——傻點點

　　我給大家推薦一種方法，晚上睡前練習可以促進睡眠，早上起床時練習可以提高精神狀態。具體做法是：躺在床上，左、右兩手勞宮穴相對放在關元上，舌頭頂住上顎，全身放鬆，用意念使氣血流通，可開通大周天。

7 無敵瑜珈通經絡

瑜珈之功，用的是三脈七輪的心法，以印度瑜珈之外形，修中華經絡
之心法。想打通哪條經絡，就練習相應的動作，從而治療相應的病
症。

前些天，有幸結識了一位身形秀美的瑜珈教練，是位三十歲左右
的女士。她只隨意向我展示了幾個瑜珈常見的動作，便令我佩服不
已，馬上決定拜她爲師。

不過她卻不肯收我這個徒弟，她說，其實在練習瑜珈過程中，常
會遇到各種身心方面的困惑，學員們提出的問題，她也不知如何解
決，希望我能抽時間給她們講一講其中的道理。我對自己不熟悉的事
情，向來不敢大放厥詞，恐貽笑大方。我說，要好好研究幾天，希望
眞能提供些有用的建議。

第二天，我收到了這位朋友快遞來的瑜珈光碟和書。看著光碟裡
所教導的瑜珈動作，我百感交集。這些動作實在太好了，從這些功法
中，我看到了中國傳統的養生精華。五禽戲、易筋經、八段錦的形
跡，還看到了已經失傳很久的中醫六大治法之一 —— 導引法的蹤影，
眞是踏破鐵鞋無覓處，得來全不費工夫。

中醫的導引法是六大治法的最高境界，是通過調動先天的自然能
量，順勢而爲，以打通經絡爲鍛鍊宗旨，以身心合一爲最終目的，打
通經絡方可百病不侵，身心合一才能快樂無憂。但導引法用於醫學上

很少，用於武學上卻較爲普遍，而中國武學最有門戶之見，互相傾軋，難以相容，各大門派遮掩私密，很少交流，使此法難以彰顯於世。所以本爲醫家健身防病的尋常法門，終成了玄奧難求的武學祕笈。其實，各家之法，各有所偏，如能互相參證，豈不融通圓滿？好在東方不亮西方亮，印度的瑜珈功法，把一套完整的導引之術，現成擺在面前。唉，眞是大道無隱，人自失之。

其實，武林的門派之別，並不取決於外形的動作差異，主要是源於心法修煉的不同。同樣的動作，運用不同的心法，便有完全不同的境界。瑜珈之功，用的是三脈七輪的心法，對於只想藉由瑜珈強身健體的朋友來說，太有難度，不是循階上梯的法門，倒不如咱們借玉雕龍，以印度瑜珈之外形，修中華經絡之心法。想打通哪條經絡，就練習相應的動作，從而治療相應的病症，何其簡便，何其快捷！

○注意呼吸 ——楊樹的眼睛

我自己就是通過練瑜珈，在精神上得到了很大的改變，但是，在練習的時候一定要有一個好的心境，瑜珈的靈魂在於它的呼吸法，你必須時刻把注意力集中在你的呼吸上，而不是你的體位能達到什麼樣的程度，這樣我們就不會受傷。一定要配合中里老師的這些養生功法，這樣才能使中華經絡療法和瑜珈練習更好地互相促進，我按摩經絡半年時間，瑜珈突飛猛進。中里老師說得很對，在我們沒有機會學習印度正統瑜珈心法的時候，大可以結合我們自己中醫經絡知識來練習瑜珈，自然是「打遍天下無敵手」。

　　摘錄一段《霎哈嘉瑜珈》中的文字與大家分享：「現在很多人熟悉的是一種當做運動來做的瑜珈，這種瑜珈源於哈達瑜珈（Hatha Yoga），是帕坦迦利所談的八支瑜珈之一。在《瑜珈經》中，持戒、精進、調身、調息、攝心、凝神、入定、三摩地，是瑜珈的八個步驟。這是從最初步的調理身體開始，一步一步令人達到瑜珈（自我覺醒）的境界。可是目前許多瑜珈課程卻將調身這個部分獨立來教，不斷練習各種姿勢（Asana），這樣當然不可能真正達到瑜珈的目的。而且那些姿勢本來只是為身體有毛病的人而設計，一個姿勢醫治某種病。如果將所有姿勢不加分辨地練，就相當於把什麼藥都一併吃下肚。」這段文字發人深省，現代瑜珈和古代瑜珈誰對誰錯，請大家分析。

Chapter 6

十二經絡的功用及療效

穴位是人體的天然藥囊，
而經絡是溝通全身氣血的運輸渠道，
要讓身體各臟器運行無礙，
就要通經活絡，
只要掌握幾個簡單的治療功法，
就能遠離疾病，健康樂活。

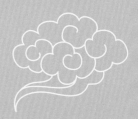

穴位是天然妙藥

學會了五輸穴的用法，你就可以靈活地搭配出許多免費的天然妙藥
來，而且是最正宗且無毒、無副作用的良藥。

有朋友問：你總是說這個穴屬火，那個穴屬水，這是什麼意思
呢？這屬水屬火的究竟是怎麼規定的？

「金、木、水、火、土」，這是中醫的五行學說。有不少人反對該
學說，或言之爲封建糟粕，故弄玄虛；或說其牽強附會，不符科學。
對我而言，五行學說是祖先留給後人的思維工具，用來學習中醫，方
便順手，就像我們吃麵條用筷子方便，又何必非要換成叉子呢？

按照五行學說，肺、大腸屬金，心、小腸屬火，肝、膽屬木，
脾、胃屬土，腎、膀胱屬水，心包、三焦也屬火。某條經絡上的穴
位，一方面同屬於這條經絡的屬性，如肺經的穴都有肺經的「金
性」；另一方面，每條經還依五行（金、木、水、火、土）各自構成
五個特定穴（井、滎、俞、經、合），叫「五輸穴」。「輸」就是傳導
的意思，古人最善比喻，把經絡的傳導比喻爲水流從小到大，從淺入
深的變化過程。下面簡單說一下「五輸穴」各自的含義。

「井」穴多位於手足之端，如肺經的少商穴和脾經的隱白穴。「井」
就是水的源頭，「井之爲義，汲養而不窮」。

「滎」穴多位於手指或腳趾關節上，如肺經的魚際穴和脾經的大都
穴。「滎」的意思是迂迴的小水，像山溪細流。

「俞」穴多位於手腕或踝關節處，如肺經的太淵穴和脾經的太白穴。「俞」是灌注的意思，像山泉的瀑布，傾瀉而下。

「經」穴多位於腕踝關節以上，如肺經的經渠穴和脾經的商丘穴。「經」是主道，像寬廣的江河，暢行無阻。

「合」穴多位於肘膝關節附近，如肺經的尺澤和脾經的陰陵泉。「合」喻做江河之水彙入大海。

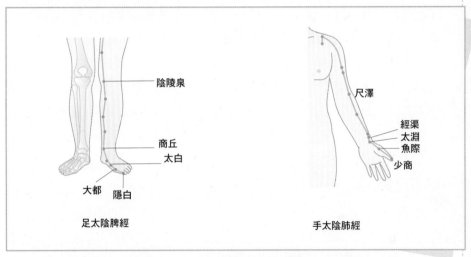

足太陰脾經　　　　　　　　　　　　　手太陰肺經

⊕井穴多位於手足之端，如少商和隱白；滎穴多位於掌指或腳趾關節上，如魚際穴；俞穴多位於掌腕和腳關節處，如太淵穴和太白穴；經穴多位於腕踝關節上，如經渠穴和商丘穴；合穴多位於肘關節附近，如尺澤和陰陵泉。

五輸穴以「井、滎、俞、經、合」來說明經氣由四肢末端向心臟方向流注於肘膝關節，經氣由微至盛，由淺入深，匯入臟腑的過程。五臟（心、肝、脾、肺、腎）所主的經絡叫「陰經」，六腑（小腸、大腸、膀胱、膽、胃、三焦）所主的經絡叫「陽經」。不管是陰經還是陽經，都有其各自的五輸穴，各自的屬性也完全不同。陰經的「井」屬木，「滎」屬火，「俞」屬土，「經」屬金，「合」屬水。而陽經的

「井」屬金，「滎」屬水，「俞」屬木，「經」屬火，「合」屬土。對於這些屬性，其實大家可以不必強記。「五輸穴」在一條經絡中的功能，就像是公司裡不同的部門主管，中醫經典《難經》上說：「井主心下滿，滎主身熱，俞主體重節痛，經主喘咳寒熱，合主逆氣而泄。」

井主「心下滿」，是指胃脘鬱悶之症。五臟六腑皆有可能成為「心下滿」的原因，如果因脾胃不和引起悶脹，可刺激脾的井穴「隱白」，胃的井穴「厲兌」。若因肝氣鬱結引起，可刺激肝經的井穴「大敦」。若因大便不通引起，可刺激大腸經的井穴「商陽」。

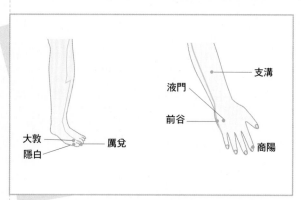

⊕ 脾胃不和引起胃部悶脹，可刺激隱白和厲兌；若由肝氣鬱結引起，可刺激大敦；若因大便不通引起，可刺激商陽。上火引起口瘡可按摩前谷。牙齦腫痛，眼紅，可選液門。肝火旺所引起的咳嗽，可選支溝。

滎主「身熱」，身熱可理解為「上火了」，如發燒，咽喉腫痛，可選肺經滎穴「魚際」。口瘡，小便偏紅，可選小腸經滎穴「前谷」。口臭，大便燥結，可選胃經滎穴「內庭」。心煩不眠，五心煩熱可選心經滎穴「少海」。牙齦腫痛，眼發紅，可選三焦經的滎穴「液門」。各經絡的滎穴可以配合使用，袪熱功能效果更佳。

俞主「體重節痛」，「體重節痛」是指渾身酸懶，身體倦怠，關節疼痛。如膝關節腫痛，行走困難，可選肝經俞穴「太衝」，膽經俞穴「足臨泣」。上肢關節痛，可選肺經俞穴「太淵」，心包經俞穴「大陵」。白天倦怠嗜睡，無精打采，可選脾經俞穴「太白」，腎經俞穴

「太溪」。若是感冒引起的肢體酸痛，可選膀胱經的俞穴「束骨」，胃經的俞穴「陷谷」。俞穴具有健脾祛濕，舒筋活絡，祛風止痛的功效。

經主「咳喘寒熱」，「咳喘寒熱」是說經穴善治咳喘之症，且無論是寒性、熱性還是陰虛、

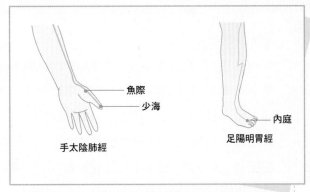

⊕ 肺經滎穴魚際，治療發燒、咽喉腫痛有特效；若心煩失眠，五心煩熱，可選少海；若口臭，大便燥結，可選內庭。

發熱的咳喘，都可選擇經穴治療。《內經》上說：「五臟六腑皆令人咳，非獨肺也。」如外感咳嗽，可選肺經的經穴「經渠」和膀胱經的經穴「昆侖」；腎虛的咳喘，可選腎經的經穴「復溜」；肝火旺引起的咳嗽可選三焦經的經穴「支溝」；肺氣不足的咳喘，可選脾經的經

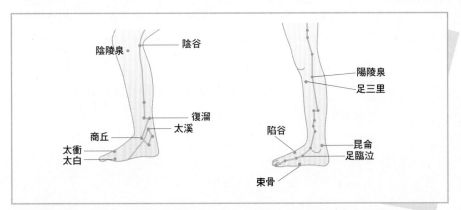

⊕ 膝關節腫痛可選太衝、足臨泣。白天無精打采，可選太白、太溪。腎虛的咳喘，可選復溜；肺氣不足的咳喘，可選商丘。感冒引起的肢體酸痛，可選束骨和陷谷。胃氣上逆導致嘔吐，可選足三里；膽汁上逆，可選陽陵泉。脾虛腹瀉，可選陰陵泉。腎虛遺精遺尿，可選陰谷穴。

穴「商丘」。經穴有清肺化痰、理氣鎮咳之效，平日可作爲保養肺臟和預防咳喘的要穴。

合主「逆氣而泄」，若胃氣上逆則嘔吐，可選胃經合穴「足三里」；膽汁上逆則嘴苦，可選膽經合穴「陽陵泉」；肺氣上逆則咳喘，可選肺經合穴「尺澤」；脾虛腹瀉，可選脾經合穴「陰陵泉」；腎虛遺尿遺精，可選腎經合穴「陰谷」。《靈樞‧四時氣》中說：「邪在腑取之合」；《內經‧咳論》說：「治腑者治其合」，都是在強調合穴善治臟腑之病。

五輸穴的效用非常廣泛，這裡只是簡單地略述其皮毛，讓大家有一個簡單的印象。知道了穴位的五行，就可以試著用在日常保健上了。如肺經的太淵穴，是俞穴，屬土，肺經屬金，正好是「土生金」，又如脾經的商丘穴，是經穴，屬金，脾經屬土，也是「土生金」。這兩穴合在一起來用，補肺健脾，功效顯著。

中醫的精髓，是一種思想，是一種文化，是一種精神，是一種人性化的科學，需要靈感，需要領悟，需要身心交融，更需要寬大的胸懷。

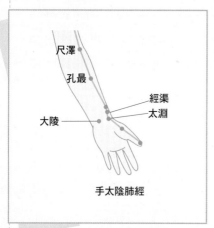

尺澤
孔最
經渠
太淵
大陵

手太陰肺經

⊕上肢關節痛，可選太淵、大陵；咳嗽可選經渠、崑崙；肺氣上逆引起咳喘，可選尺澤。

2 去除煩憂有賴心經

當我們運用古人「心主神明」的思想，在「手少陰心經」上嘗試按摩一番，便能真切地體會到，以此法來養心，何愁萬病不祛，清福不來？

中醫講「心主神明，魂魄意志，皆爲其統」。有人說，腦才是思維的中樞，心不過是個「血泵」，與情緒有什麼關係呢？其實，一個人心臟跳動的緩急強弱，也就是心臟自身的節奏韻律，完全可以控制人的心理變化。改變了心臟跳動的節奏，也就改變了人的心理狀態。曾有報導說，有個性格溫和的人，移植了心臟以後，性格完全改變，變成了一個性情暴躁的人。美國醫學家阿拉特拉斯博士也曾說：「心臟實際上是一種具有思維能力的智慧臟器。」

心臟到底有沒有思維、情緒、意念等精神方面的功能？自古以來，科學家們一直爭論不已，我們可以暫且不去管它。對於我們普通人來說，「有效就是王道」。當我們運用古人「心主神明」的思想，在自己的「手少陰心經」上嘗試按摩一番之後，便會眞切地體會到，這條經對調節我們的情志有巨大的作用。《靈樞・口問》上說：「心者，五臟六腑之太主也……悲哀憂愁則心動，心動則五臟六腑皆搖。」《內經》上也說：「（心）主明則下安，以此養生則壽，主不明則十二官危，使道閉塞而不通，形乃大傷。」這些金玉良言都是在告訴我們，養生必須養心，如果心神昏亂，卻想身體健康，那是不可能的。

也許你會問養心又談何容易呢？《內經》上說：「恬淡虛無，真氣從之，精神內守，病安從來。」這話雖然是至理名言，卻不好操作。於是《內經》上又說了些具體的養心之法：「美其食，任其服，樂其俗。」不管是粗茶淡飯還是海味山珍，都吃得津津有味。還有「以恬愉為務，以自得為功」，也就是說，以讓「身心保持愉快」為生活的第一要務，以「讓精神感到滿足」為事業的最大成功。如果你能按此心法來養心，何愁萬病不祛，清福不來？俗話說：「藥能醫假病，酒不解真愁」，真正的病根在心，豈是藥力所能及？但藥能減輕病痛，正如酒可令人昏眠，在我們尚未「明心見性」之前，還將是我們的夥伴。

而按摩心經，就是最好的良藥。沿著心經的走向，可以找到以下要穴：極泉穴在腋窩中，點按可使心律正常，又治勞損性肩周炎；少海穴在肘紋內，撥動可治耳鳴手顫及精神障礙；神門穴在掌紋邊，點掐可促進消化，幫助睡眠，預防老年癡呆；少府穴在感情線，可瀉熱止癢，清心除煩，通利小便。

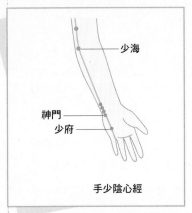

少海

神門
少府

手少陰心經

⊕ 撥動少海穴，可治耳鳴手顫及精神障礙；掐神門穴可促進消化、助睡眠、預防老年痴呆；按揉少府穴可瀉熱止癢、清心除煩、通利小便。

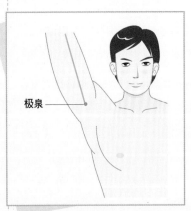

极泉

⊕ 按摩极泉穴，可使心律保持正常，還能治療勞動性肩周炎。

③ 生化氣血的小腸經

《內經·靈蘭秘典論》上說：「小腸者，受盛之官，化物出焉。」是指小腸能夠將胃輸送來的食物，進行加工，分清泌濁，清者化生成氣血津液，給全身供應營養。

　　小腸的這種功能決定了小腸經的治療範圍。《靈樞·經脈篇》說，小腸經是「主液所生病者」。「液」包括月經、乳汁、白帶、精液以及現代醫學所稱的腺液，如胃液、胰腺、前列腺和骨膜分泌的滑液等，所以凡與「液」有關的疾病，都可以先從小腸經來尋找解決辦法。

求己應用① 經期無力：**吃小棗補血**

　　前兩天，同事小張問我，「中里老師，我今天不知為什麼，左臂總是沒有力氣。」小張是個二十多歲的女孩子，身體一向不錯。我捏了一下她胳膊上小腸經的循行位置，她就說此處又酸又痛。我說：「你是不是來例假了？」她說：「是呀，今天已經是第三天了！」我說：「沒事，吃點小棗，補補血，就會好了。」例假來時，氣血多供於下焦，給小腸經的供血就略顯不足了，所以胳膊就會覺得酸軟無力，吃點小棗補一補，自然就沒事了。

另外，小腸經還是調理為婦乳汁分泌的重要經絡。如果產後乳汁不下或量少清稀，通常是因為小腸經堵塞不通。我們在補氣血的同時（如吃豬蹄和鯽魚湯），刺激小腸經的相關穴位也可促進乳汁分泌。下面就以幾個小腸經的常用穴位來做說明。

小腸經從小指旁的少澤穴起始，沿著胳膊外側循肩膀一直向上到頭部，直到耳朵旁的聽宮穴，左右各十九個穴位。其中有七個穴在肩膀上，自己按不到，暫時可忽略不記，只要記住它們的循經路線就可以了，以後為親人、朋友刮痧按摩的時候用得到。咱們現在要記住的是那些容易找到又確實有效的穴位。

先說「後溪穴」。它的功能很強大，按摩又極為方便，位置在手掌感情線小指側盡頭處，可握拳取穴。後溪穴為小腸經的「俞木穴」，俞主「體重節痛」，因此，此穴可治腰膝痛、肩膀痛、落枕。又因後溪是八脈交會穴，通督脈，督脈入腦，所以又治後頭痛、頸椎病和神志病。此穴還有個特殊的功效，就是可以治療針眼，但最好用艾灸的方法，可做成麥粒大的艾柱，用凡士林黏在後溪穴點燃，通常連灸三柱就會有效，病在左側取右後溪，病在右側則取左後溪。灸後一天，針眼通常可自行消退。

再獻給我們的父母一個長壽大穴——「養老穴」，聽這個穴名，就可以猜到它的用途。此穴對許多老年病有很好的療效，可治療眼花目

暗，眼瞼下垂，聽力減退，肩酸背痛，起坐艱難，腳步沈重，此外還有降血壓的功效。此穴在手腕上（小指一側）。取穴有一個竅門，先掌心向下，用另一手食指按住腕上尺骨小頭最高點，然後再將掌心面向自己胸口，另一手食指本來按在骨頭上，這一轉掌，發現食指已經按在了骨縫中了，這個穴正在骨縫中。

求己應用 ⑤ 扁平疣：灸支正穴

再說一個有神奇功效的穴位「支正」（有「支援正氣」之意），它在養老穴直上四寸處，是治療扁平疣的專穴。《景岳全書》上說：「正虛則血氣不行，大則為疣，小則為痂疥之類，用灸法常效驗。」可選擇上面灸後溪的方法，用艾柱每日灸五柱，可連灸一周。從小腸經

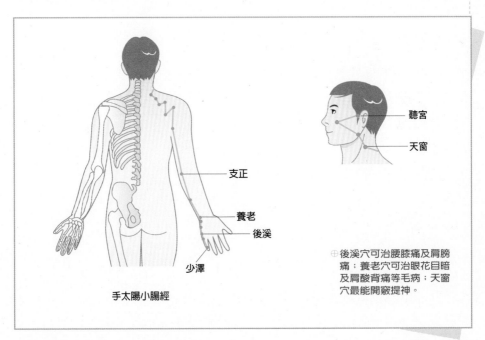

支正

聽宮

天窗

養老

後溪

少澤

手太陽小腸經

⊕ 後溪穴可治腰膝痛及肩膀痛；養老穴可治眼花目暗及肩酸背痛等毛病；天窗穴最能開竅提神。

找到一個能治療扁平疣的要穴，這就提醒我們思考，小腸的功能是否會影響疣贅之物的生成。

永昌應用⑥ 耳聰目明：**按天窗穴**

俗話說：「打開天窗說亮話」，下面就說說「天窗穴」，這個穴是本人最喜歡的穴位之一。「天」指頭部，「窗」指孔竅。這個穴最善開竅醒神。目竅開則眼明，聽竅開則耳聰，鼻竅開則神怡，所以此穴是我每天伏案工作後必按的法寶。天窗穴非常好找，在耳頸外側部，胸鎖乳突肌的後緣，與喉結處相平。點按此穴，通常酸脹感能竄到後背，頓時會覺得肩膀有輕鬆之感，所以此穴還是預防頸椎病的要穴。諸位經常守在電腦旁的朋友，若能經常按按此穴，自能獲益良多。

4 為心血管護航的心包經

心包經「起於胸中，出屬心包，下膈，曆絡三焦（三焦是指整個體腔）。」按「經脈所過，主治所病」的原則，可以看出心包經可以通治上、中、下三焦的病症，真是所謂「包」治百病！

心包經曾被我說成是用來救命的，且在多篇文章中屢次強調這條經的重要性，但仍然覺得言不及意，許多神奇的功效正有待開發，探寶行動看來要更加深入，要掘地八尺才行。

要想深入學習經絡，就要先學會觀察經絡的走向。經絡的走向包括兩個方面：一個是標有穴位的主經，一是在經絡圖上找不到的「暗行之路」。如《靈樞·經脈》上說心包經的走向「起於胸中，出屬心包，下膈，曆絡三焦（三焦是指整個腹腔）。」如果我們僅從圖中看，心包經是不經過膈肌、上腹、中腹、下腹部的，所以「下膈，曆絡三焦」就是心包經的暗行之路。雖然這條「暗道」上沒有穴位，但是既然經絡循行過此，按「經脈所過，主治所病」的原則，可以看出心包經可以通治上、中、下三焦的病症，眞是所謂「包」治百病！

心包經在經絡圖上顯示爲從胸走手，起於乳頭外一寸天池穴，止於中指指甲旁的中沖穴，左右各九個穴位。《靈樞》上說心包經主治「手心發熱，心跳不安，胸悶心煩，喜笑不休，臂肘曲伸不利」。現在臨床上多用於治療與心臟、心血管有關的疾患。下面就選幾個心包經的常用穴，來和大家一同探討一下。

求己應用① 冠心病及高血壓：**按曲澤穴**

曲澤穴：在肘橫紋上。曲，代表肝的意思；澤，是滋潤的意思，所以這個穴有滋養肝的功效。爲什麼說「曲」是指肝的意思呢？《尚書‧洪範》曰：「木曰曲直」，肝在五行中屬木，曲直是「曲中有直」，也就是「剛柔相濟」，說明了肝木的正常屬性應該是「堅中有韌」，就像肝所主的「筋」那樣。此穴是手厥陰心包經的合穴，合屬水，水能養木，又可去火，可以水滅火，以水涵木，以緩解木旺強直，肝火過盛之症，所以最善治痙攣性肌肉收縮、手足抽搐以及心胸煩熱、頭暈腦脹等「肝風內動」之症，即現代醫學所稱的冠心病、高血壓等。

求己應用② 心絞痛：**按郄門穴**

郄門穴：在腕橫紋上 5 寸，「郄」的意思是指「深的孔穴」。郄門是心包經的「郄穴」。郄穴在經絡中具有特殊功效，專門用於治療急性病。每條經都有一個郄穴，如胃經的郄穴叫「梁丘」，膀胱經的郄穴叫「金門」。當突發胃痛時可揉梁丘，若急性腰痛就要點金門。當心絞痛時點揉郄門穴，也可即時緩解症狀。不過這些穴位最好平日就多揉，不要等到急性病狀發作時才來找，因爲到那時就算想揉也沒力氣揉了。

求己應用③ 心慌失眠：**按內關穴**

內關穴：在腕橫紋上 2 寸。歷來醫家都把內關穴當成是個萬能穴，爲治療心、胸、肺、胃等疾患的要穴。《百症賦》上說「建里（任脈穴位，肚臍上三寸），內關，掃盡胸中之苦悶。」據我的經驗，

此穴鎮靜安神的效果不錯，可用於心慌失眠；還有止嘔的作用，可用於暈車，對於慢性胃腸炎也有顯著療效，但需與脾經的公孫穴合用，效果才好。內關穴還能治療膝關節痛，但需與「跪膝法」同時合用，療效才好。

求己應用④ □臭及腳跟痛：
按大陵穴

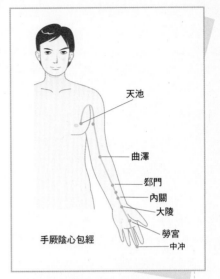

天池

曲澤

郄門

內關

大陵

勞宮

中冲

手厥陰心包經

⊕ 曲澤穴可滋養肝臟；郄門穴可以即時緩解心絞痛，內關穴是治療心、胸、肺、胃等疾病的萬能穴；大陵是健脾的要穴，最利洩火祛濕，善治口臭；勞宮穴能及時補充氣血。

大陵穴：大陵，意為「大土山」，是說此穴生土最多。五行中的土指脾臟。此穴為心包經的俞土穴，心包屬火，自然是「火生土」了。由此可見，大陵為健脾要穴。大陵穴善治口臭，口臭源於心包經積熱日久，灼傷血絡，或由脾虛濕濁上泛所致。大陵穴最能瀉火祛濕。火生土則火自少，脾土多則濕自消。一穴二用，自身能量轉化，最是自然之道。很多報導說大陵穴治療足跟痛效果不錯，你不妨一試，但個人覺得點揉手掌根部與足跟相對應部位的痛點效果更佳（可在手掌根部仔細點揉探查一下），左腳跟痛就點揉左手掌根，右腳跟痛則點揉右手掌根。

此外，心包經的「勞宮」穴，我曾解釋為「勞累了以後去宮殿休息」，以強調這個穴最補心血。有網友說，揉勞宮穴居然治好了他多年的便祕，真是意外的收穫。我真盼望大家都能經常有些意外收穫拿出來交流共用，那將是何等巨大的財富呀！

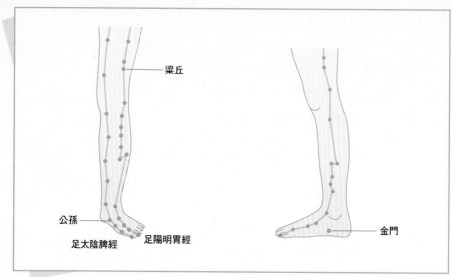

梁丘

公孫

足太陰脾經　　　　足陽明胃經

金門

⊕ 左圖：梁丘是胃經的郄門，若有突發胃痛時，按揉此穴很快就可緩解。將內關穴與公孫穴合用，對心慌失眠、頭暈、嘔吐、慢性腸胃炎有顯著的療效。
⊕ 右圖：若有急性腰痛，可按摩膀胱經上的金門。

　　在學習穴位時，大家不要被書上的說明所限制。穴位豈止是這點能量，它就像我們的孩子，你真不知道還有什麼超常的能力沒被你發現。如果你先入為主，覺得它也就這樣了，沒什麼大的出息了，那你的「寶貝孩子」就真要被埋沒了。我們要相信自己的潛能，也要相信大自然總會給我們機會，讓我們喜出望外，但如果你沒有一顆充滿激動與感恩的心，那就永遠都將一無所見了。

5 紓解壓力全靠肝經

肝臟是我們消解生活壓力的本錢，可別累壞了它，因為如果連本錢都
沒有了，你還能創造什麼呢？

　　前面已經講過，五輸穴是十二經絡分佈在肘膝關節以下的五個特
定穴位（井、滎、俞、經、合），因為具有金、木、水、火、土五行屬
性，所以也叫五行穴。五輸穴首見於《靈樞·九針十二原》：「所出
為井，所溜為滎，所注為俞，所行為經，所入為合。」可以說將經絡
氣血流注的狀態，以不同的水流來做比喻，由微至盛，從涓涓細流逐
漸匯聚成滔滔江海。

　　五輸穴對內臟病、五官病、情志病
等有獨特的治療作用，是強身保健的方
便工具，也是系統學習經絡的入門之
法。下面舉肝經為例，講述五輸穴的具
體應用。

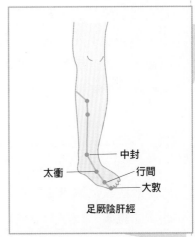

足厥陰肝經

中封
太衝
行間
大敦

求己應用 ① 疝氣：按摩大敦

　　大敦（井木穴），在腳拇趾外側指甲
角旁一分，古代的醫家一致認為此穴為
治療疝氣的特效穴。《玉龍歌》說：
「七般疝氣取大敦。」《勝玉歌》也道：

⊕大敦疏肝理氣作用最強，行間
最善治頭面之火，太衝是適合
各種體質的保健要穴，中封是
保養人體精血的要穴。

「灸罷大敦除疝氣。」此穴為木經木穴（肝經屬木），疏肝理氣作用最強，善治因氣鬱不舒引起的婦科諸症，如閉經、痛經、崩漏，更年期綜合症；同時還是治療男子陽痿、尿頻、尿失禁的要穴。此穴用艾灸效果最好。此外，用指甲輕掐此穴還有通便之效。「病在臟者取之井」，若為慢性肝病，此穴更是必不可少的治療與保健要穴。

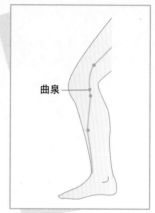

曲泉

⊕ 曲泉是護膝和降血壓的要穴。

求巳應用② 眼睛脹痛：**按摩行間**

行間（滎火穴），在腳拇趾、食趾的縫端。「滎主身熱」，行間屬火，為肝經的子穴，最善治頭面之火，如目赤腫痛，面熱鼻血等，掐此穴對眼睛脹痛尤有顯效。《類經·圖翼》上說：「瀉行間火而熱自清，木氣自下。」另外，此穴還治心裡煩熱，燥咳失眠。因肝經環繞陰器，所以行間還善治生殖器的熱症，如陰囊濕疹、小便熱痛、陰部瘙癢等。對痛風引起的膝踝腫痛，點掐行間也有很好的止痛效果。

求巳應用③ 頭暈腦脹、心慌意亂：**按摩太衝**

太衝（俞木穴），在行間上二寸，第一二指骨結合部的凹陷中。此穴是最令我敬畏和感動的人身大穴。肝為「將軍之官」，太衝穴所表現的功能就如一位橫刀立馬而又寬宏大度的將軍，時時保護著我們的身體，而且有求必應。當我們感到頭暈腦脹（如高血壓），太衝穴會讓我們神清氣爽；當我們覺得有氣無力時（心臟供血不足），太衝穴會給我們補足氣血；當我們心慌意亂時，太衝穴令我們志定神安；當我們怒

氣衝天時，太衝穴會讓我們心平氣和。它不怒而威，能量無窮：發燒上火，太衝能去熱；身體虛寒，太衝可增溫；月經不調，太衝善調理；陽痿遺精，太衝能改善。慢性肝病的調理，太衝也是必選之穴。此外還善治咳喘、感冒和各種炎症，真是：諸病尋它皆有效，沒事常揉體自安。這種適合各種體質的好穴，我們要倍加珍惜才是。

求己應用④ 通利小便：**按摩中封**

中封（經金穴）：在足內踝前一寸。中指「中焦」（因肝在中焦位置），封指「封藏」，要封藏什麼呢？當然要封藏人體精血，使之不致輕易耗傷。肝藏血，腎藏精，許多人長年遺精，吃諸多補腎、固澀之藥而無效。原因是不知補腎亦當補肝，但自古皆言「肝不受補」，補肝豈不有助火之虞，這種考慮是有道理的，但也不可膠柱鼓瑟，要知其常，也要通其變。「中封」是保養人體精血之要穴，為肝經金穴，金能克木（這裡的「克」是約束之意），所以此穴本身就可抑制肝火過旺。金有肅降之性，故此穴可通利小便。「溺竅開則精竅閉」，正是固精之妙法。另外中封還善治腳軟無力，步履艱難之症，配合足三里，效果更佳。正如《醫宗金鑑》上說：「中封主治遺精病，三里合灸步履艱。」

求己應用⑤ 頭脹眩暈、眼黃目澀：**按摩曲泉**

曲泉（合水穴）：屈膝，在膝內側橫紋上方凹陷中。曲指肝木（木曰曲直），泉指腎水。肝屬木，腎屬水，水能生木，腎為肝之母，根據「虛則補其母」的原則，肝之虛症，可用曲泉補之。肝虛則易倦乏力，肝虛則陽痿早泄，肝虛則心恐善驚，肝虛則血虧不孕，肝虛則

頭脹眩暈，肝虛則眼花目澀。另外肝主筋，膝為筋之府，曲泉正位於膝關節部位，最善治膝關節疼痛。膝痛曲泉穴必痛，所以此穴為護膝要穴，平日可多加按摩。另外曲泉穴也是降血壓的要穴，還能治療各種濕症，不論濕寒、濕熱、風濕、濕毒均可選用此穴。

《黃帝內經》上說：「肝主筋，肝者，罷極之本」，「罷極」是耐受勞苦的意思。「本」就是資本，本錢。我們的肝臟最能忍辱負重，它每天都要化解血液中的毒素，時時要承受各種情緒上的壓力，抑鬱傷肝、過勞傷肝、發怒傷肝、喝酒傷肝、吃藥傷肝……傷則傷矣，但肝仍然會默默地工作，直至筋疲力盡。肝臟是我們消解生活壓力的本錢，可別累壞了它，因為如果連本錢都沒有了，你還能創造什麼呢？

6 敲膽經助消化排毒

「敲膽經」實在是一個非常有效的養生妙法。敲膽經不但能增強膽汁分泌，有助消化排毒，更重要的是能夠紓解肝臟的鬱結，解決諸多身心健康問題。

　　膽經是一條穴位眾多的經絡，左右兩側各有四十四個穴位，起於眼外角旁的瞳子髎，止於腳無名趾甲外側的足竅陰。膽經上特效穴很多，可謂是群英薈萃，下面先選出5位精英，詳解一番，以彰顯一下此經的神奇妙用。

求己應用① 感冒頭痛：按風池穴

　　先說風池穴。風指風邪，池是淺水塘。此穴為風邪窩積之處，但它隱藏不深，容易露出水面，所以只要我們經常刺激此穴，那麼風邪也就沒有藏身之所了。風邪，含義很廣：感冒，我們常說成是「受了風寒」；頭痛頭暈，中醫稱為「頭風」；身體抽搐痙攣，叫做「羊角風」；突然起了疹子，俗稱「風疙瘩」；腦血栓習慣被稱為「中風」等。再者，如出汗怕風，迎風流淚，凡是和風沾邊的病症，都與這個穴位有關，所以常揉風池穴，便可預防和調治由風邪引起的眾多疾病，如感冒頭痛、小兒抽動症、帕金森症等。

　　但風池的功效，遠不止這些，頭面五官的疾病，如鼻炎、眼疾、耳鳴、牙痛、面部神經麻痺都可通過刺激它得到改善，尤其是青少年

的近視眼，此穴為特效穴。之所以沒能顯示出其應有的功用，主要在於取穴不準，點按無力，且用力方向不對。此穴在後頸部，當枕骨之下入髮際陷中，大致與耳垂平。用拇指或食、中、無名三指向鼻根方向用力點按，點按時閉眼效果更佳。通常按此穴一分鐘，馬上會感到眼睛明亮，神清氣爽。另外，此穴還是奇經八脈中的陽蹺脈的終止穴，陽蹺脈起於足跟，主管下肢運動，所以風池穴還是治療足跟痛的要穴。

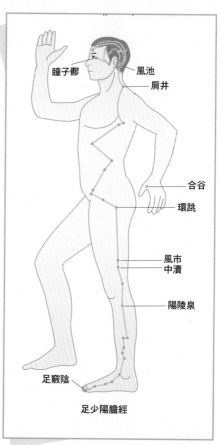

瞳子髎
風池
肩井
合谷
環跳
風市
中瀆
陽陵泉
足竅陰
足少陽膽經

⊕ 可按風池穴，便可預防和調理因風邪所造成的各種疾病。肩井穴最善通經活絡，與合谷同時按壓，可快速止牙痛，與環跳合用，可緩解坐骨神經痛。中瀆是治療膽結石、膽囊炎的要穴。陽陵泉善治膽囊之病及與人體的筋有關的病症。

求己應用 ② 牙痛：

按肩井穴及合谷穴

再說肩井穴。凹陷深處為井，此穴在肩膀上較深的凹陷中。右手隨意搭在左肩上，右拇指貼於頸左側，右中指尖下即為此穴。肩井穴之「井」，從字型可以看出其「四通八達」之象，其意正是如此。此穴最善通經活絡，消腫散結，善治「不通則痛」之症，對偏頭痛、胃痛、乳房疼痛有即時緩解之效。另外，肩井穴善治牙痛，若與大腸經的合谷

穴同時按壓，通常在30秒內，止痛效果就很明顯。你不妨收藏此法，以備急用。另外，拿捏肩井穴還可緩解坐骨神經痛，正所謂「下病上治」，若能同時用肘尖按揉臀部膽經的環跳穴，效果更佳。

求己應用 ③ 失眠：**按風市穴**

再往下說就是風市穴。此穴最好找，直立，將手垂於兩腿外側，中指尖處即爲此穴。風市，是風邪的「市場」。此穴也善治各種風症，與風池穴有近似功效，也可治頭痛眩暈，耳鳴耳聾。而且還有安神之功效，用按摩棒稍重一些點按此穴一分鐘便會產生睡意，對改善失眠有很好的效果。此外，風市穴對三叉神經痛也有輔助療效。在此穴刮痧，還有祛風止癢之功效。

求己應用 ④ 膽結石、膽囊炎：**按中瀆穴**

在風市穴下二寸，有個穴叫中瀆。中，指中焦（包括脾胃肝膽）；瀆，本來是污水溝的意思。中瀆，中焦的排汙通道。中焦只有一個地方常堵塞瘀滯，那就是膽囊及膽管。所以中瀆是治療膽結石、膽囊炎及膽絞痛的要穴。古人將治法隱藏於穴名之中，以傳承其效驗，真是用心良苦，令人讚歎。其實敲大腿上的膽經部分，主要就是敲擊風市與中瀆穴，此處肌肉較厚，穴位較深，建議用四指關節尖來敲打，效果更佳。

求己應用 ⑤ 內分泌失調：**按陽陵泉**

最後說一個大穴，陽陵泉。在膝蓋下外側，腓骨下頭前下方凹陷中。此穴爲膽經之合穴，善治膽囊之病，對嘴苦之症有特效；該穴還

為筋之會穴，凡與人體的筋有關的病症，皆可通過刺激陽陵泉來改善，如小兒抽動症、肋間神經痛、肩肘關節痛、急性腰扭傷等。而且此穴還有一個更重要的功能，那就是調和肝脾。陽陵泉為膽經合穴，膽經屬木，氣通於肝，合穴屬土，血貫於脾，此穴正為調節肝脾功能之樞紐。對於婦女月經不順，內分泌失調，甚至更年期綜合症，撥動刺激陽陵泉，總能解紛擾於亂世，化干戈為玉帛。此穴最善舒肝解鬱，常與著名的「消氣穴」太衝合用，功效更為明顯。

我本人也喜歡敲膽經，並敲打得很專注，就像和身體對話一樣，身體就像我們的孩子，你關心她，她也喜歡你。

7 治慢性病的關鍵在健脾

治癒疾病的過程，就是把新鮮血液引到病灶的過程。脾正具備了生成氣血和運送氣血兩大功能。所以說，治療一切慢性病的關鍵，就是讓脾強壯起來。

在中醫理論中，脾的功能非常巨大，被稱為是「後天之本」和「氣血生化之源」。運用健脾的方法，可以迅速增長人體的氣血，為防病治病儲備能量。當新鮮血液源源不絕的生成，並供應到全身各處，疾病便無處藏身。因為治癒疾病的過程，就是把新鮮血液引到病灶的過程。脾正具備了生成氣血和運送氣血兩大功能。此外，脾屬土，土能克水，從而可以調理人體水液的代謝，如果人體水液代謝失常，體內就會有濕濁生成，而濕濁正是許多疾病滋生的土壤。所以說，治療一切慢性病的關鍵，就是讓脾強壯起來。

在飲食上，我們已經知道了健脾最快的是山藥薏仁芡實粥、紅棗、牛肉、四季豆。此外，還可以隨時隨地按摩我們的脾經，這條經有許多非常有用的穴位，有的增長氣血，有的善袪濕濁，有的專除腹脹，有的開胃消食，有的調經止痛，有的祛風止癢。脾經起於大腳趾端隱白穴，止於腋下側肋大包穴，左右各二十一個穴。下面我們再一一介紹其主要穴位。

隱白（井木穴）：在腳拇趾甲根內側角。脾經屬土，木穴通肝。脾統血，肝藏血，此穴最善止血。像子宮出血、月經過多等，都可選用此穴。可用艾條或香煙灸一灸，在穴位上距皮膚1至2釐米處，灸至皮膚發紅爲度。此法還可治小兒因肚子不舒服引起的夜啼不止，但要注意灸的時間要短些，以免起泡。常揉此處還可防止流鼻血，對過敏性鼻炎也有輔助療效。

大都（滎火穴）：在腳拇趾節後內側陷中，脾經屬土，火能生土，所以此穴爲本經母穴。善治脾虛大便無力，心中有火不欲食，以及缺鈣引起的腰痛、腿抽筋等。

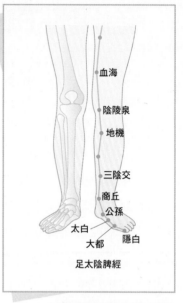

⊕隱白穴最善止血；大都善治脾虛大便無力，心中有火無食慾；太白能治各種脾虛之症；公孫為八脈交會穴，是治療婦科的要穴；血海能治各種與血有關的疾病。三陰交是生殖系統病症專穴；地機穴是治糖尿病的要穴。

太白穴（俞土穴）：「太白」爲古代星宿之名，傳說此星有平定戰亂、利國安邦之能。太白是土經之土穴，陰經以俞代原，故而又是脾經的原穴。此穴爲健脾要穴，能治各種原因引起的脾虛，如先天脾虛，肝旺脾虛，心脾兩虛，脾肺氣虛，病後脾虛等等；並有雙向調節

作用，如揉此穴腹瀉可止，便秘可通；另外點揉太白穴還可調控血糖指數，高者可降，低者可升。

求己應用④ 經痛、不孕：**按摩公孫穴**

公孫穴（脾經絡穴）：公孫的含義為「脾居中土，灌溉四旁，有中央黃帝，位臨四方的意義，黃帝姓公孫，故以此為名」（《中醫雜誌》1962年第11期《概述腧穴的命名》）。這個命名言簡意賅，正說明了公孫穴運通十二經，將臟腑氣血灌注到四肢末端的要義。此穴為八脈交會穴，通於衝脈，衝脈為婦科主脈，所以公孫是治療婦科諸症的要穴，如痛經、不孕。此穴是脾經絡穴，脾胃相表裡，所以一穴可治脾胃兩經之病。所以胃痛、胃脹、胃下垂，都可按公孫取效。就連胃經頭痛（眉棱骨痛），揉此穴也有很好的效果，所以真要感謝「公孫黃帝」對子孫的厚愛。此穴還能治高血壓、手麻、腰痛，真是無微不至，若配以心包經內關穴同時使用，效果更佳。

求己應用⑤ 貧血：**灸血海穴**

血海穴：屈膝，在髕骨內上緣2寸。男子以氣為根，女子以血為本，血海穴是婦科最常用穴位之一，能通治各種與血有關的疾病，不管是出血、瘀血，還是貧血、血不下行，都可選用此穴。此穴還有一特殊功效，專能止癢，取艾條或香煙灸此穴二分鐘，常會有意想不到的效果。

脾經其他的穴位，也都身懷絕技，三陰交是生殖病專穴，地機穴是糖尿病必選，陰陵泉專祛濕毒，商丘穴最善消炎。我們身上，真是百藥俱全。

8 為內分泌失調找出路

三焦，用通俗的話來說，就是人整個體腔的通道。古人把心、肺歸於上焦，脾、胃、肝、膽、小腸歸於中焦，腎、大腸、膀胱歸於下焦。《難經‧三十八難》記載：「三焦者，主持諸氣，有名而無形。」《靈樞》上說三焦經「主氣所生病者」，這種「氣」類似於現代醫學所講的內分泌功能。

去醫院看病，很多症狀查不出病因，往往會被診斷爲「內分泌失調」。但很多時候，也很難確定是哪個內分泌系統出現了問題，這時大夫常常會給你一些穀維素或維生素B12這些比較安全平和的藥物，但治療作用實在有限。當你焦慮不安、不知所措的時候，不妨揉揉自己的三焦經，求醫不如求己，效果通常會讓你喜出望外。

三焦經起於無名指指甲角的關沖穴，止於眉毛外端的絲竹空，左右各二十三個穴。三焦經屬火，焦字本身就是「火燒」的意思。看來此經「火氣」不小。三焦經與膽經是同名經，二者都是少陽經，上下相通，所以肝膽鬱結的「火氣」也常常會由三焦經而出，於是三焦經便成了身體的「出氣筒」。

三焦經直通頭面，所以此經的症狀多表現在頭部和臉部，如頭痛、耳鳴、耳聾、咽腫、喉痛、眼睛紅赤、臉部腫痛。三焦經的症狀多與情志有關，且多發於脾氣暴躁之人，打通此經，可以疏泄「火氣」，因此可以說三焦經是「壞脾氣」的保護神。及早打通此經，還可預防「更年期綜合症」的困擾。此經穴位多在腕、臂、肘、肩，「經

脈所過，主治所及」，所以對風濕性關節炎也有特效。下面就以幾個容易操作的穴位來做說明。

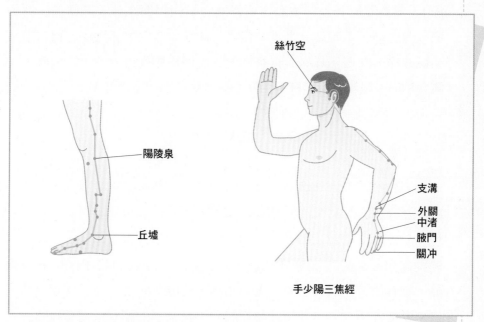

⊕ 液門專治口乾舌燥，中渚最能舒筋止痛，外關能排出胸中鬱氣。

求己求己① 口乾舌燥：**按摩液門**

　　液門（滎水穴）：津液之門，在無名指、小指縫間。此穴最善治津液虧少之症，如口乾舌燥，眼澀無淚。「滎主身熱」，液門還能解頭面烘熱、頭痛目赤、齒齦腫痛、暴怒引發的耳聾諸症，此穴還善治手臂紅腫、煩躁不眠、眼皮沈重、大腿酸痛等疲勞諸症。

中渚（俞木穴）：此穴在手背側，四、五掌骨間。俞主「體重節痛」，木氣通於肝，肝主筋，所以此穴最能舒筋止痛，腰膝痛、肩膀痛、臂肘痛、手腕痛、坐骨神經痛，都是中渚穴的適應症。此穴還可治偏頭痛、牙痛、耳痛、胃脘痛、急性扁桃體炎。此外，四肢麻木、腿腳抽筋、臉抽眼跳等肝風內動之症，都可掐按中渚來調治。

外關（絡穴）：此穴非常好找，在腕背橫紋上二寸。外關即與外界相通的門戶。胸中鬱結之氣可由此排出，外感風寒或風熱可由此消散。此穴絡心包經，因此外關可以引心包經血液以通經活絡，可治落枕、肩周炎、感冒、中耳炎、結膜炎。此穴更善調情志病，與膽經陽陵泉同用。此穴還能舒肝利膽，散鬱解憂，可治月經不調，心煩頭痛，厭食口苦，胸脅脹滿，五心煩熱，失眠急躁之症。若腳踝扭傷，用力點按外關穴，可即時緩解症狀。平日多揉外關穴，還可以防治太陽穴附近長黃褐斑和魚尾紋，以及青少年的假性近視。外關穴功效為多，且又是防止衰老的要穴，不可小視。

再說個支溝穴，此穴在外關上一寸。所以與外關穴的功用較為類似，也可舒肝解鬱，化解風寒，但同時還善治急性頭痛、急性腰扭傷、膽囊炎、膽石症、小兒抽動症。古書皆言其善治便秘，但其最為特效是治療「肋間神經痛」，俗稱「岔氣」。當岔氣時，用拇指重力點按支溝穴，即時見效。

　　三焦經的功效，不僅止於此，其他的功效得自己去慢慢探尋和體驗。經絡穴位，就是我們與身體交流的通道，想要真正認識自己，不必去遠方尋求開悟，因為答案就在我們自己身上。

⑨ 鞏固腎經常保活力

腎是先天之本，是我們身體的根基。我們要及早保養它，千萬別讓我們的根基動搖傾倒。只要經常刺激幾個腎經大穴，讓它們常保活力，就會覺得活力四射。

　　前幾天，鄰居劉姐叫我過去給她家大哥把脈，說近日他總發燒、咽喉腫痛、左肋脹痛，感覺餓卻不想吃飯，心裡老是七上八下、煩躁不安，總頭昏想睡覺。去醫院檢查，又查不出有什麼毛病。我把了一下脈，脈象較爲平和，並沒有覺察出有什麼異常，問了一下大小便，也都正常。正在低頭思考之際，大姐提醒我：「他白天一天都沒事，但只要一到下午5點鐘，馬上開始發燒。」下午5點到7點，正是腎經流注的時間，莫非是腎出了問題？看看他肋骨疼的位置，正是京門穴（腎的募穴），結合他說的症狀，我建議大哥去醫院照個超音波。第二天，結果出來了，說是腎上長了個腫瘤。

　　《靈樞·經脈》描述腎經的病狀：「饑不欲食……氣不足則善恐，心惕惕如人將捕……口熱，舌乾，咽腫止氣，煩心……嗜臥，足下熱而痛。」鄰家大哥的許多症狀都與此說較爲符合，只是發現得太晚，恐是凶多吉少。作爲日常保健，腎經是不容忽視的。腎是先天之本，是我們身體的根基。我們要及早補強它，時時加以呵護，千萬別讓我們的根基動搖傾倒。下面講幾個腎經大穴，你只要經常刺激它們，讓它們常保活力，你就會覺得活力四射。

求己應用① 治本強身：**按摩太溪穴**

　　太溪（俞土穴）：在內踝高點與跟腱之間的凹陷中。此穴是俞土穴，陰經以俞代原，所以也是腎經的原穴。太溪穴治療範圍極廣，是個大補穴，很多人覺得自己腎虛，如感覺腰酸膝軟，頭暈眼花，按按太溪，當時就會見效，比吃補腎藥快得多。具體來說，太溪穴可以治療足跟痛、失眠、耳聾、耳鳴、支氣管哮喘、小兒抽動症、經期牙疼、腎虛脫髮、內耳眩暈症、高血壓、遺精、遺尿、假性近視。總之按揉這個穴，能夠改善體質，是治本強身之穴。

求己應用② 眼疾：**按摩照海穴**

　　照海穴：在足內側，內踝尖下方凹陷處。照，爲光明所及。此穴是治療眼疾的要穴。照海，是說刺激此穴，能夠讓你的目光明亮，照見大海的廣闊，這個場景還是很讓人神往的。照海是治療咽喉痛的要穴，不論是急慢性扁桃腺炎，還是咽炎、鼻咽管炎，都有很好的療效。此穴有很好的安神鎮定之效，配合膀胱經的申脈穴，治療失眠和神經衰弱效果極佳。還可用於治療中風偏癱

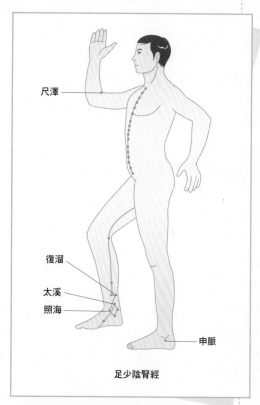

尺澤

復溜

太溪

照海

申脈

足少陰腎經

⊕太溪穴爲補腎要穴；照海穴能治療各種眼疾及咽喉痛，與申脈配合可治療失眠及神經衰弱；復溜通經活絡，利水消腫，與尺澤穴同用，療效更好。

的足內翻。此外，此穴還是利尿消腫的要穴，經常點按，可以增強腎的泌尿功能。

通經活絡，利水消腫：**按摩復溜穴**

復溜（經金穴）：在太溪穴直上二寸。溜，水迂迴緩流的樣子；復溜，就是讓死水重新流動起來的意思。此穴專能通經活絡，利水消腫，去腐生肌。所以可以治療氣血瘀阻的慢性腰痛、膝關節腫痛、水腫少尿、月經不下、泌尿系統感染、潰瘍傷口不癒諸症。復溜穴屬金，腎經屬水，復溜穴為本經的母穴，既能生腎水（金生水），又能平抑肝火（金克木），所以還可以治療夜間煩熱失眠、咳喘盜汗、口乾尿頻，與肺經的尺澤穴同用，療效更佳。此外，復溜穴還能治療手腳麻木、眼皮下垂、眼痛散光等等，它的功效太多了，真是隨身藥囊中不可或缺的寶貝。

⑩ 胃經是氣血能量補給站

胃經上行頭面，使我們臉色紅潤；下行膝足，讓我們步履矯健，啟動
這條能量的供給線，讓它時時保持充足旺盛，這樣，我們就可以永遠
昂首挺胸，精力無窮。

俗話說「人吃五穀雜糧，沒有不生病的」，其實很多病都是吃出來
的。真羨慕有些人，見什麼都有胃口，吃什麼都能消化。而且，胃口
和心情關係很密切，通常吃了一頓可口的飯菜，精神也會為之一陣。

愛吃，能吃，還能消化，這是一種難得的福氣，通常叫做有「口
福」，也是身體健康的證明。但有的人是光能吃不能消化，結果長了一
身贅肉；還有的人，一點胃口也沒有，每頓只能勉強吃下一點點；再
有的人就是胃總不舒服，吃點東西就胃痛；另外還有人胃極為敏感，
怕冷怕硬，怕辣怕酸。胃一有病，整個身體都會覺得虛弱，心情也好
不起來，而且「胃不和，則寢不安」，也會直接影響睡眠品質，所以我
們要及早調治才行。調治胃，還是用胃經最為便利和迅捷。下面就說
說胃經的幾個要穴。如果你能堅持去認真操作，我想不出一星期就會
見到變化。

求己應用① 增強人體免疫力：灸足三里

足三里（合土穴），這是一個被歷代醫家讚譽最多的人體大穴，被
奉為長壽第一要穴。據說日本人還有一句諺語：「不和不灸足三里的

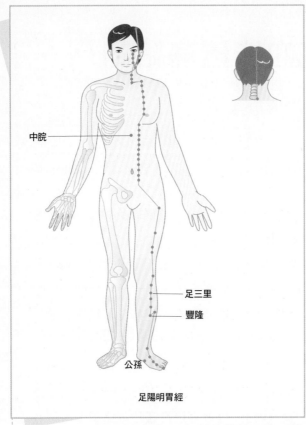

中脘

足三里
豐隆

公孫

足陽明胃經

⊕足三里是長壽第一要穴，常刺激可降血糖，治療胃下垂、肌肉萎縮、痛風等，通治一切與腸胃有關的疾病，配合中脘和公孫穴，可以迅速緩解胃痛；刺激豐隆穴，可以去痰，讓喉嚨清爽。

人同行。」因爲他們認爲，灸足三里可以增強人體的免疫力，是愛惜生命的表現。足三里，在膝眼下三寸向外旁開一橫指。此穴功用太多，這裡撿幾個常用的來做介紹。足三里爲胃經的合穴，屬土，爲土經土穴，是治療各種胃病的首選。若能同時配上中脘穴拔罐，再點揉脾經公孫穴，會有即時緩解胃病之效。慢性胃病可在足三里刺血拔罐（找專業針灸醫師），效果更加顯著。

足三里也是個「消氣穴」，但與太衝消的「肝膽怒氣」不同，足三里消的是胃腸的濁氣。有許多人整天肚子都是脹脹的，那就常揉足三里吧。對糖尿病患者來說，刺激足三里可以降低血糖。對胃下垂的患者，足三里也有升提之效。另外，肌肉萎縮、痛風、高血脂、醉酒等，都是它的適應症。當你操作時記住幾個要點就行了：第一，足三

里為強壯穴，能增強體質，所以對所有疾病都有效；第二，足三里是胃經的合土穴，通治一切與腸胃有關的病症；第三，中老年人艾灸足三里，療效往往更佳（小兒不灸此穴）。

求己療用 ② 嗓子有痰咳不出：灸豐隆穴

再說個豐隆穴吧，此穴療效顯著，是我最喜歡的穴位之一。我把它叫做「化痰穴」，凡是嗓子有痰咳不出的，點按此穴，當時就會喉嚨清爽。只是此穴位置不太好找，在小腿前外側，外踝尖上八寸，脛骨外側二橫指。豐隆，就是豐滿隆起的意思，所以此穴肉厚而硬，點揉時可用按摩棒，或用食指節重按才行。找穴要耐心些，可在經穴四周上下左右點按試探，取最敏感的點就對了。當你有痰吐不出的時候，豐隆穴會變得比平時敏感許多，自己就會浮出水面，不用擔心找不到。

胃經是多氣多血之經，也是我們獲得後天營養的主幹道。它上行頭面，讓我們臉色紅潤，下行膝足，讓我們步履矯健，啟動這條能量的供給線，讓它時時保持充足旺盛，那樣，我們就可以永遠昂首挺胸，精力無窮。

11 主治各類咳嗽的肺經

咳嗽本身並非壞事，它是身體的自然保護反應。通過咳，排出肺中痰濁，以宣暢氣機；但久咳傷肺，會破壞肺臟的正常生理結構。這時，我們需要及時去修補受損的肺臟，而刺激肺經就是最便捷的方法。

　　肺經的穴位不多，左右兩側各十一個穴位，經脈從胸走手，起於中府，止於少商。但這些穴位都善治咳嗽，所以我們就多說幾個。

求己應用① 止咳平喘：**按雲門穴**

　　先說雲門穴，中線任脈旁開六寸，鎖骨下緣處。兩手叉腰時，此處會有一個三角窩。雲門穴止咳平喘效果很好，還善治肩臂痛麻，頸淋巴節炎等。

求己應用② 支氣管炎：**按中府穴**

　　中府，在雲門下一寸，為治療支氣管炎及哮喘的要穴，又是肺脾兩經的會穴，所以同時可以治療脾虛腹脹、氣逆痰多、食慾不振諸症。若與後背肺俞穴同時點按，可有即時止咳之效。

求己應用③ 鼻炎：**按天府穴**

　　天府，在腋下3寸，此穴可以用一種特殊的方法來找到。兩臂張開，掌心相對平伸，在鼻尖上塗上一點墨水，用鼻尖點臂上，點到處

就是此穴。此穴最大的效用，就是善治鼻炎，不論過敏性鼻炎或慢性鼻炎，經常按摩此穴，鼻塞流涕、不辨氣味的症狀都會明顯改善。

求己應用④ 扁桃腺炎：**按尺澤穴**

尺澤（合水穴），在肘橫紋側凹陷中，此穴作用極多，且療效迅速，諸位一定要多加用心。本穴善清肺熱，不但治熱性咳嗽，還對咽喉炎和扁桃腺炎有特效。尺澤為肺經合穴，「合治逆氣而泄」，所以此穴不但是治療氣喘要穴，對因飲食不潔引起的吐瀉之症也有卓效。另外此穴還有治療遺尿、腰扭傷、高血壓等諸般功用。

求己應用⑤ 痔瘡：**按孔最穴**

孔最：「孔」為孔竅，「最」為第一。此穴有統領人體諸竅之義。凡竅之病，皆可用此穴調治，如耳痛、耳鳴、鼻塞。此穴還是治療痔瘡的要穴。另外，孔最還善調毛孔的開合，「為熱病汗不出」之第一要穴。孔最為肺經郄穴，郄治急症，所以此穴也可治急性咽炎、咳嗽、扁桃體炎。

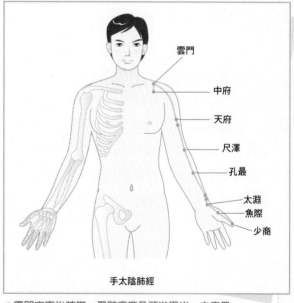

雲門
中府
天府
尺澤
孔最
太淵
魚際
少商

手太陰肺經

✚雲門穴專治咳嗽、肩臂痛麻及頸淋巴炎。中府是治療支氣管炎及哮喘的要穴。天府善治鼻炎。尺澤治熱性咳嗽、咽喉炎及扁桃線炎。孔最可治耳痛耳鳴及鼻塞。太淵可治一切肺虛之症。魚際清肺熱，利咽喉，且善治哮喘。

求己應用⑥ 肺虛、心臟弱：**按太淵穴**

太淵（俞土穴）：土生金，此穴為肺經母穴。「虛則補其母」，所以此穴可治一切肺虛之症，對虛寒咳嗽、脾虛咳嗽，特別是表現為咳聲無力、遇寒即咳、口吐清稀白痰者，最為對症。太淵還是脈之總會，可治療各種心臟虛弱病症及各種與動靜脈有關之症。

求己應用⑦ 哮喘：**按魚際穴**

最後說一個魚際穴，在大拇指下肉肚最高點。此穴為肺經榮穴，「榮主身熱」，所以本穴清肺熱，利咽喉，滋陰涼血，適合熱症，對咽喉疼痛、咳嗽痰少者效果最好。魚際還是治療哮喘的要穴，經常按壓此穴，對哮喘有很好的預防功效。魚際穴在《幼科推拿祕書》中叫「板門穴」，每次點揉五分鐘，專治小兒消化不良。

此外從太淵穴到孔最穴之間，這一段為「止咳點」，大家在咳嗽時，可以找此處最敏感的地方多揉一揉，症狀馬上就會減輕。

當疾病來臨的時候，我們多掌握了一個要穴，便多了一份自信和勇氣。而這份自信和勇氣更讓我們在疾病面前佔盡先機。如果心中早有應對之策，誰還會懼怕疾病呢？凡事「豫則立，不豫則廢」，早點防患於未然，便不會疲於應對和補救，我們也就會時時淡然從容。

12 大腸經是人體血液清道夫

一個團體總有被忽視的成員，他們總是在那裡默默無聞地工作，很少有出頭露面的機會。大腸經就是這樣一個無名英雄，好像沒有什麼廣大而顯赫的功效，但有些特殊的疾病，真得它親自出馬才行。

皮膚病可以說是最讓人心煩意亂的疾病了，蕁麻疹、神經性皮炎、日光性皮炎、牛皮癬、疥瘡、丹毒、癰腫、皮膚瘙癢症……都讓人痛苦不堪。在百治無效之際，取大腸經刮痧，通常都會得到不同程度的緩解。大腸經為多氣多血之經，陽氣最盛，用刮痧和刺絡的方法，最善祛體內熱毒。若平日常常敲打，可清潔血液通道，預防青春痘。大腸經對現代醫學所講的淋巴系統有自然保護功能，經常刺激可增強人體免疫力，防止淋巴結核病的生成。下面說說這條經絡裡面的幾位「隱士高人」。

求己應用① 消炎、止痛、抗過敏：**按摩三間穴**

三間（俞木穴），位於食指近拇指側根部，第二掌指關節後。此穴最大的特點就是穴位好找，按摩方便，隨時都可以操作。三間穴，最善通經行氣，上可通達頭面，治療三叉神經痛、齒痛、目痛、喉腫痛和肩膀痛；下能通腹行氣，瀉泄可止，便祕可通。另外，有研究指出此穴有消炎、止痛、抗過敏的功效。三間可作為日常的保健穴，常揉多按。本人常用大拇指內側指節橫向揉此穴，效果甚佳。

陽溪穴（經火穴），翹起拇指，拇指根與背腕之間有一凹陷，凹陷處即為此穴。此穴最善緩解頭痛及眼痛酸脹，但若用按摩法，一定要閉目，掐按一分鐘，才能有效。此穴名為陽溪，是指陽氣像溪水般周流不止，所以此穴最善通經活絡，經常按摩，並配合金雞獨立，可以有效防止腦中風和高燒不退等症。

按摩手三里穴

手三里，曲肘取穴，在肘橫紋頭下二寸。提起足三里，向來聲名顯赫，而手三里卻默默無聞，其實經絡歌訣中「肚腹三里留」，這個三里，也包括手三里在內

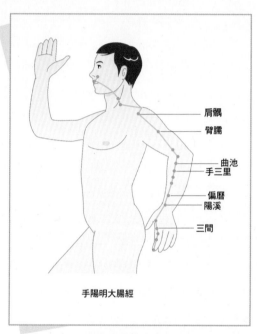

肩髃
臂臑
曲池
手三里
偏曆
陽溪
三間

手陽明大腸經

⊕陽溪穴最善緩解頭痛及眼痛酸脹；手三里善治腸胃病及腰膝痛；曲池通治各種皮膚病；偏曆善消各種水腫；肩穴散風寒；臂臑穴能除眼疾。

的。此穴也善治胃腸病，與足三里並用，效果更佳。此穴還善治腰膝痛，不論是急性慢性，都可點按此穴，可即時緩解症狀。手三里善消腫止痛，對於頭面腫、牙齦腫、肩臂腫都有療效。此外手三里還是治療鼻炎的要穴。手三里可增強體質，是人體的強壯穴，所以平日也可多揉以健身。

　　大腸經似乎每個穴都有其獨特的殺手鐧，曲池是治癢奇俠，通治各種皮膚病，還能降血壓；偏歷善消水腫；肩髃最散風寒；臂臑能除眼疾，常點揉此穴可預防白內障，還能治療針眼。

　　不被重視的經絡也依然是光彩奪目，看來這世間沒有什麼能隱藏的寶貝，我只是草草地選了幾個，匆匆地向大家展示了一下。你若覺得好，就要自己親手去挑，找你想要的帶回去。

13 膀胱經讓身體固若金湯

膀胱經就是我們抵擋外來風邪侵入的屏障，我們只要經常鞏固它，守住幾處保命的要塞關口，那麼任何外界的疾病也別想戰勝我們。

前兩天，高中同學順子突然因心肌梗塞而去世。順子是我們班最英俊的男生，今年才三十九歲，年初同學聚會的時候我還碰到過他，當時還一起摟肩談笑，沒想到，轉眼間竟陰陽兩界了。當我將這消息告訴老婆時，她也歎息不止，並嚴厲告誡我，以後不許再熬夜了。我說沒關係的，我知道怎麼保養自己。其實，我也是給自己和老婆一顆定心丸罷了。誰不是血肉之軀呢？人的生命只在呼吸之間，誰又知道明天會怎樣？

我對自己的身體從不擔心，因為我知道善用膀胱經。膀胱經從頭走到腳，起穴為眼內眥的睛明穴，止穴為足外小趾處的至陰穴，從頭到腳，貫穿整個後背，左右各六十七個穴位把守著我們的身體，是人體中投入兵力最多的經絡。可是防禦體系再堅固，也架不住我們對自己身體的恣意揮霍。若你總是在透支，總是在消耗，而不去保養，那即使是鋼鐵也要生鏽，即使是水泥也要斷裂。

膀胱經穴位那麼多，我們要記住哪些呢？這個你大可不必煩惱，我們只要記住幾個大穴就足夠了。然後再找一兩個與自己關係密切的，重點關注一下就可以了。

膀胱經有許多俞穴，非常重要，如肺俞、肝俞、腎俞等。俞就是

通道的意思，俞穴可以直接與相關的臟腑相通。如果胃痛，只要在後背胃俞點按一下，疼痛馬上就可以緩解。如果覺得心血管有問題，那就多關注一下厥陰俞。膀胱經在脊椎左右各兩條，一條在脊椎旁開一點五寸，一條旁開三寸，這兩條同樣重要。當我們咳嗽時，我們除了要點按肺俞，還要同時點按它旁邊的魄戶穴，這樣止咳的效果才最佳；同樣，胃痛除了點按胃俞，也要把胃倉穴一道按了才好；所以心血管的問題，除了要關注厥陰俞，更要關注它旁邊的膏肓穴。

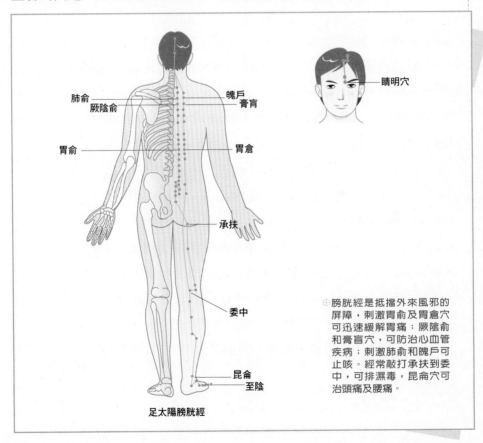

睛明穴

肺俞
厥陰俞
魄戶
膏肓

胃俞
胃倉

承扶

委中

昆侖
至陰

足太陽膀胱經

⊕ 膀胱經是抵擋外來風邪的屏障，刺激胃俞及胃倉穴可迅速緩解胃痛；厥陰俞和膏肓穴，可防治心血管疾病；刺激肺俞和魄戶可止咳。經常敲打承扶到委中，可排濕毒，昆侖穴可治頭痛及腰痛。

古人也把嚴重的冠狀動脈心臟病叫做「病入膏肓」，所以還是早點防治為好。其實，當我們的心血管有了問題的時候，通常厥陰俞和膏肓穴這兩個地方就會經常疼痛或感覺沈重，身體是會提前發出信號的。這時你就要多加注意了。早期的輕微症狀，拔拔罐，刮刮痧，按摩幾下就會好；虛寒體質的，用艾灸更佳。但如果情況沒有改善，還是要及早去醫院檢查才是明智之舉。

膀胱經的穴位因為都在背後，自己不好尋找和操作，所以不用記得太多，經常敲打臀部和大腿後側（承扶穴到委中穴）就是最好的膀胱經鍛鍊法，最有利於排出體內濕毒。有的人臀部及腿後側極為僵硬，更需要經常敲打，敲得鬆軟、有彈性就可以了。

膀胱經的委中穴，就在膝後窩正中，最好找，這是治療腰背痛的要穴。昆侖穴在腳後跟外踝骨後凹陷中，這個穴很深，要把指甲剪平用力掐才行，可以治頭痛、腰痛、足跟痛。因為點按昆侖穴有催產之功，所以孕婦禁用。此穴還能降血壓，做「金雞獨立」時，可以在兩腳的昆侖穴同時拔上小罐，降壓效果最佳。拔罐若總是拔不住，則說明氣血下行不足，可用些軟膏將昆侖穴附近塗抹後再拔。當逐漸越拔越有力時，血壓也會穩定地降下來了。

膀胱經就說到這裏，其實方法不用太多，一招好用就行。

Chapter 7

回歸自然好健康

只要了解人體與自然的對應關係，
順應自然之力，
適時透過疏通經絡，
就能激發人體潛藏的自癒力，
常保健康。

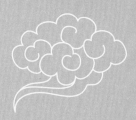

百病從氣生

氣合而有形，是指正氣和邪氣相會合而發生戰爭，因而出現的各種症狀，也就是中醫所謂的百病從氣生。

　　很多網友透過部落格留言跟我說，自己渾身是病，請我幫忙找病因。古有懸絲診脈，尚可臨帳聽音，今朝網路斷疾，全然隔山買牛。其實，自己的病，本來就是自己最清楚，只是要多幾分自信，加上知曉一些簡單的祛病養生知識，就可以輕裝上陣了。當然，複雜的病因，還是要去醫院找有經驗的醫生來幫忙，才是明智之舉。

　　《靈樞經》說：「夫百病之所始生者，必起於燥濕、寒暑、風雨、陰陽、喜怒、飲食、居處，氣合而有形，得臟而有名。」氣合而有形，是指正氣和邪氣相會合而發生戰爭，因而出現的各種症狀，也就是中醫所謂的百病從氣生。

　　百病從氣生，這氣分為外氣和內氣。外氣指六淫，是風、寒、暑、濕、燥、火；內氣指七情，是喜、怒、憂、思、悲、恐、驚。同時，人的先天稟賦也是非常重要的。《五變》上說：「人之有常病也，亦因其骨節、皮膚、腠理之不堅固者，邪之所舍也，故常為病。」

　　知道了病因，我們就有了應對疾病的辦法。對於內氣，也就是我們的情緒，我們要保持協調，不要偏激，該喜悅時喜悅，該憤怒時憤怒，該思慮時思慮，該恐懼時恐懼，該悲傷時悲傷，但是要有一個限度，不可過度而無節制，這樣我們就不會被內氣所傷。《黃帝內經》

上說：「恬淡虛無，真氣從之，精神內守，病安從來」，這樣的心境當然是最好的，但這是古代聖人的準則，對於世俗之人，恐怕難以在短時間內修成正果，也是人之常情，不需要過於刻意。

有朋友說：你前些天剛說過「人最大的疾病就是恐懼」，今天怎麼又說「該恐懼時，就要恐懼呢？」，這樣豈不是出爾反爾？問得好，恐懼本來是我們與生俱來的本能，是保護我們不受外界傷害的護身符。試想，如果我們碰到毒蛇，卻不知恐懼，反而毫不猶豫地從它的頭上踩過去；如果我們遇到沼澤，卻仍舊大步前進而不繞行，那後果會怎樣呢？

本能的恐懼會令我們警覺，會賜給我們應急的力量，讓我們遠離危險。但是如果面對的是一條假蛇，而我們卻大驚失色；明明是子虛烏有，卻依然杞人憂天，那就是無謂的恐懼了。憂慮和悲傷也一樣，同樣是人類美好的感情，如果我們看《紅樓夢》時，沒有這兩種情懷，那麼這本書怎麼會成為不朽的名著呢？有許多經典的電影，會讓人痛哭流涕，傷心不已，但大家仍然樂此不疲，百看不厭。沒有憂慮，就沒有解脫；沒有悲傷，就沒有喜悅。禪經上說得好：「煩惱即菩提。」

中醫講「怒傷肝，喜傷心，憂悲傷肺，思傷脾，驚恐傷腎」，是說人的七情若是超過了限度，就會傷及五臟。但如果七情自然而發，不但不傷，反而會增進臟腑的功能。如怒傷肝，但對於那些沒有火氣或壓抑太久的人，怒則可激發他的陽剛之氣，宣散他的鬱結之火；憂悲傷肺，但對於長期忍氣吞聲、忍辱負重的人，誘導其憂悲，可以一哭解千愁；通常說「恐傷腎」，可當你碰到危險的事物時，你的腎上腺素就會迅速上升，給你超越平日數倍的能量。

所以，沒有絕對的傷與不傷，明白了這一點，便可以知道所謂的疾病，並不可怕。它的到來，不過是提醒你，有些情緒太過頭了，如果你能重新平衡一下，症狀就能消除。可是大家卻常常把身體的善意提醒，當成了敵人；不去消除病因，反而忙著破壞預警系統。

　　再說一說「外氣」吧，「風、寒、暑、濕、燥、火」，本來是宇宙空間的自然產物，但如果與我們的體質不合，就會成為我們的致病元素。舉個簡單的例子，虛寒體質的人怕冷，那麼風寒就會成他的致病元素，而暑熱卻不會傷害他，有許多人盛夏還要蓋著被子睡覺呢！而陽氣旺盛的人喜歡寒涼的環境，冰天雪地裡，才覺得神清氣爽。所以，對於外氣，我們要「避之有時」，冬天禦寒保暖，夏天避暑降溫，秋天滋陰潤燥，春天宣熱防風。

　　看來，無論是內氣還是外氣，都不是我們的敵人，我們也沒必要去消滅它，壓制它，只要做到趨利避害、同氣相求就好。疾病不是光靠勇氣就可以戰勝，也不是用剛強就能夠抵擋。它是繩結，只能解開；它是堅冰，只能融化。

　　當然，疾病當中還有高溫灼傷、刀槍創傷、跌撞擦傷、寄生蟲、傳染病等與情緒和氣候無關的外部傷害，尤其是傳染病。這些疾病雖然不是今天要討論的，但同樣的道理，只要你知道趨吉避凶之法，而不是拿著鋼刀去尋找野獸作戰，那你就不會被野獸咬傷了。

2 順天而行改先天不足

要知道，大自然是我們的朋友，不是我們的敵人，我們沒有必要去戰勝它。因為，真正的強人，是善借自然之力的人。

前幾天，看到了報紙上的一則消息：美國的前長跑冠軍，年僅二十八歲的謝伊芳在奧運會預選賽馬拉松比賽中，突然倒地猝死。這位冠軍的父親，喬爾是一位田徑教練，他透露說謝伊芳在十四歲時被醫生查出心肺功能偏弱，於是便開始訓練兒子從事田徑運動，以增強心肺功能。這位傷心的父親說：「我萬萬沒想到，原本能夠幫助他健康成長的模式，卻將他引入了死亡。」

這則消息，令無數人為之嘆息：謝伊芳正值美好的青春年華，而喬爾，這個對兒子傾注無限關愛的父親，又是多麼希望兒子能夠平安健康地走完生命的旅程。但世事難料，人生無常。而我們，除了報以一聲嘆息，還能不能得到些警覺，總結出一些防患於未然的對策呢？

答案應該是肯定的。

有一個問題值得大家思考，如果我們的臟腑先天虛弱的話，那我們將如何使它強壯起來呢？是去鍛鍊它，讓它增加工作強度，還是讓它休息，減少它的工作壓力呢？大家先不必急著尋找答案。我們先看看孔子在面對這個問題時，是怎麼處理的。

孔子有一次在白天四處巡視，看看弟子們在做什麼。看到子路在騎馬，子貢在舞劍，顏回在彈琴，孔子很欣慰，心想弟子們沒有死讀

書，懂得勞逸結合。可當他來到弟子宰予窗前的時候，看到宰予正在打呼睡大覺。其他弟子怕孔子生氣，想把宰予叫醒，孔子連連擺手說：朽木不可雕也。意即宰予先天體質虛弱，讓他多休息吧，不要太強求他做事，否則身體會吃不消的，畢竟健康才是最重要的。

《道德經》上說：「天之道，損有餘而補不足。」大自然中無所不有，有免費的陽光，有充足的氧氣，到處都蘊育著巨大的能量，等待我們去獲取。我們每個人生來稟賦各異，有人健壯強悍，有人羸弱多病；有人聰明多巧，有人愚鈍樸拙。先天雖然已定，但是後天還可自行陶冶，甚至脫胎換骨，打造出全新的自我。但是要順天而行，隨時補強先天之不足才能成功。否則，光憑毅力，光憑勇氣，硬是要與自然抗爭，終將香消玉殞。

有人說：我就不信，我就要與自然抗爭，讓暴風雨來的更猛烈些吧！比如有的人是虛寒體質，總是手腳冰涼，但他堅持多練三九，只穿一身單衣，屹立於寒風之中，每天還要冷水洗澡，用頑強的意志與嚴寒鬥爭。這讓人想起了與風車決戰的唐吉訶德。

要知道，大自然是我們的朋友，不是我們的敵人，我們沒有必要去戰勝它。有人說，我不是想戰勝大自然，我是想戰勝自我，讓自己無所畏懼，勇往直前，成為真正的強人。我先為你的勇氣鼓掌，再給你潑一盆冷水。因為，真正的強人，是善借自然之力的人。荀子說得好：「登高而招，臂非加長也，而見者遠；順風而呼，聲非加疾也，而聞者彰。」

有一位香港朋友的二十歲女兒，已經有一年沒來月經了，她讓我幫忙找病因。這個女孩面色暗黃，毫無光澤，但目光剛硬閃亮。一摸她的脈象，浮大有力，看她的舌象，暗紅青紫，顯然是過度使用體力

而損傷了臟腑和經脈。她父母自豪地說，女兒從小體弱多病，但經過多年的鍛鍊，現在已經是當地有名的鐵人三項選手了。我用商量的口吻對女孩說：「能不能先放棄一段時間的訓練，好好休養一下身體？」這個女孩說：「那怎麼行，我還要拿冠軍呢！我相信，沒有我戰勝不了的困難！」女孩的話，鏗鏘有力，讓我為之震撼。我說：「那好吧，那就多揉一揉脾經的公孫穴，心包經的內關穴。還有，每天喝一碗山藥薏仁粥。」

3 鮮血是治病的天然法寶

新鮮血液所到之處，有害細菌就無法生存。因為新鮮血液裡的免疫細胞和淋巴細胞極為充足。這些細胞都是人體的戰士，可以迅速將有害細菌驅逐出境。

前兩天，有網友在我的部落格留言說：「我不否認經絡對身體的調節功效，但我不懂，如果是細菌引起的疾病，按摩穴位怎麼能殺死細菌呢？」這個網友提出了一個常被大家誤解的問題。

當我們的身體產生了炎症，如咽炎、肺炎、腸炎、陰道炎、盆腔炎，還有各種外部感染，我們首先會考慮到的是細菌在侵害我們，於是找各種消炎藥來消滅細菌。但消炎藥有時管用，有時不管用；有時明明那個消炎藥是專門針對那個細菌的，但病症仍然是時輕時重，反反覆覆。

細菌的生命力怎麼那麼強呢？於是我們加大了藥量，或找來了殺傷力更強的消炎藥，反覆試用，卻仍然不能徹底殺死細菌，真是「野火燒不盡，春風吹又生」了。廢棄的庭園通常會長滿雜草，我們可以用鋤草劑，也可以親手把它們拔除。但如果我們不及時種上自己喜歡的瓜果菜蔬，那過不了多久，園子裡就會雜草叢生。也就是說，不給細菌生長的環境，細菌就無法生存。那時你不用去消滅它，它就會主動離你而去，尋找新的家園。

要斷絕細菌的生長，就得靠新鮮的血液。請記住，新鮮血液所到

之處，有害細菌就無法生存。因為新鮮血液裡的免疫細胞和淋巴細胞極為充足。這些細胞都是人體的戰士，可以迅速地將有害細菌驅逐出境。其實，我們即使不驅逐它，它也不願在這種清潔的環境中居住；不給有害細菌生存空間，這些細菌便無法傷害我們。而一旦我們的血流瘀滯，經脈阻塞，就會產生瘀血，也就給細菌提供了生存的土壤，就像是泥沼必然會滋生蚊蠅。

細菌、病毒本與我們無冤無仇，它們只是在尋找適合自己的生存環境。我們常常想用更強勁的抗生素來殺死這些討厭的細菌病毒，但這些細菌病毒為了自己的生存，也在鬥爭中百煉成鋼，令許多昔日威力無窮的抗生素，對他們不再產生殺傷力。

許多慢性病總是不好，有些甚至成了終身的疾病，如病毒性肝炎、前列腺炎、支氣管炎、子宮頸炎及久不癒合的傷口感染。這些病症難以痊癒的原因，就在於我們把治療的重點放在殺菌或抑制病毒上，而不是引新鮮血液直達病所，使細菌失去生存環境。

或許西醫也有把新鮮血液引入病灶的美好願望，只是沒有什麼好的辦法。而中醫獨有的經絡學說，正好解決了這個大問題。透過按摩疏通經絡，我們可以任意地讓新鮮血液流向需要的地方。只要你及時打通經絡，讓新鮮血液暢流全身，自然就能百病不侵了。

4 自癒力是最天然的特效藥

你一定要清楚，病最終是自己痊癒的，不是醫生治好的。俗話說：「三分治，七分養」，治只是在消除一些不舒服的症狀，治的結果也就是「沒那麼難受了」，而最終我們要得到的是「我很好」。

如果說疾病的原因是內氣（喜、怒、憂、思、悲、恐、驚）和外氣（風、寒、暑、濕、燥、火）共同作用所造成的，那麼你可以看到，想要祛除這兩個病因，找醫生是幫不上忙的，醫生不能幫你躲避寒氣，也不能讓你不憂慮恐懼，這一切還是得靠你自己解決才行。

醫生能幫你暫時緩解症狀，卻不能幫你長久保持健康。那麼醫生的職責是什麼呢？英語 Doctor（醫生），源於拉丁文「教師」，這個含意提示了醫生所應扮演的角色。

醫生的職責是幫助病患找到他的病因，指點他如何才能擺脫疾病的困擾，然後由患者自己來完成治療過程。我們很多人都參加過拔河比賽，總需要一個喊口號的人來為我們加油打氣，這個喊口號的人雖然不是拔河的主角，但在雙方勢均力敵的情況下，卻常常是拔河比賽的輸贏關鍵，醫生就是這個喊口號的人，在我們生病的時候，為我們打氣，幫我們找到戰勝疾病的著力點，激發我們自身無窮的自癒潛能。如果，我們光讓這個喊口號的人大聲吶喊，自己卻完全不用力，那就算他喊破了喉嚨也幫不了你的忙。你必須與他同心協力，一起「加油」，才能成就最有效的醫病關係。

　　有人總想借助名醫的神力，覺得病能不能治好全在於醫生，而患者是無能爲力的，基於這種思想，有些人終日奔波於各大醫院，遍訪名醫專家，希望能碰到華佗，得到治百病的靈藥仙丹，這是電影小說中的情節，不是現實生活的寫照。

　　你一定要清楚，病最終是自己痊癒的，不是醫生治好的。俗話說：「三分治，七分養」，治只是在消除一些不舒服的症狀，治的結果也就是「沒那麼難受了」，而最終我們要得到是「我很好」。

　　要想獲得健康快樂的人生，而不是天天都在與疾病鬥爭。那就一定要調動起我們的自癒潛能。以感冒爲例，你不治它，它一週後也會自己好。我有一個在美國定居的朋友，他說每次他感冒發燒，到醫院去，醫生都給他開同樣的藥，就是十二瓶橙汁，讓他補充維生素。

　　我們每個人都有天然的自癒機制，醫生應該看到這一點。但有時這種自癒機制需要去激發一下，不然它會在那裡打盹，沒有運作。

　　有一個十四歲的男孩，做了個顱內良性腫瘤的摘除手術，手術本身根據醫生的說法是很成功的，但術後卻出現了一個嚴重的後遺症：男孩的一隻眼睛無法睜開。孩子的父母焦急萬分，男孩自己也整天哭著不敢再去上學，去眼科醫院，也說沒有辦法恢復。我幫他點按了一下大腳趾上黃豆大的穴位，他連連喊痛。我告訴他的父母，回家就按這一個穴位，按它三個月，就會有效，他的父母也是將信將疑。

　　兩個月後，他們給我寄來一張男孩的照片，眼睛已經恢復正常，且明亮有神！

　　人體的自癒潛能是無限巨大的，但你得真的相信它，然後再靜下心來仔細尋找它、挖掘它。科技發達讓我們視野變得無限廣闊，讓我們登上了月球，但我們自身對大自然的感應卻不停在退化，許多本能

都在漸漸流失之中，這當中也包括了我們的自癒能力。我們越來越倚賴機器的測試，而不是憑藉自身的感覺，我們已經嗅不出四季的差異，感受不到酷熱與寒冷，因為在空調房裡四季如春。

　　現在，讓我們重新找回那些我們本來就有的能力，你會發現這種能力無比強大，戰無不勝。

⑤ 激發人體自癒力

一旦了解了人體內部和外部的對應關係，我們每個人都可以透過察言觀色，來當當自己的主治醫師。

　　我們知道病因只是「外氣、內氣」，細菌也只不過是暫時寄居於人體的「流浪漢」。而且，我們還知道每個人都有強大的自癒潛能可以利用，似乎身體的康復將從此變得輕鬆而容易。但現實總是殘酷的，因為如何尋找挖掘自身的潛能，是需要花許多心思和精力才能慢慢實現的，並不是像使用擺在廚房的用具那樣方便，可以隨時拿來烹調美食。

　　請現在就把握機會，踏出第一步，因為知道了方法而不實施，有了感覺而不身體力行，是不會有任何成效的。這次我們既然找對了方向，就需要多些耐心，並一以貫之。

　　那麼該如何發掘身體的潛能，進而調動身體的自癒機制呢？首先，要學會傾聽身體的語言。身體會發出聲音嗎？當然會，而且是隨時隨地在與你說話，比如說：現在屋裡很冷，身體就會打個冷顫，或者打個噴嚏，這個冷顫和噴嚏就是身體的語言，告訴你該加件衣服了，如果你聽它的話，趕快披上一件衣服或是打開暖氣，自然就能平安無事；但如果你置之不理，忽視身體的語言，那第二天可能就要患上感冒或引發鼻炎了。

《黃帝內經》上說：「諸病於內，必形於外。」是說如果人體的內部臟腑有病，必然會在人體的外部表現出來。古人將這些人體的語言總結出來，替我們進行了細膩的翻譯，讓我們可以一目了然。

古人說：腎開竅於耳，腎主骨，肝開竅於目，肝主筋，肺開竅於鼻，肺主皮毛，脾開竅於唇，脾主肉，舌為心之苗，心主血脈。

所以耳鳴了，或者容易骨折，就要想到是不是腎虛了；眼花了，或者總愛抽筋，就要考慮是不是肝太弱了；鼻子不通，皮膚長痘痘，通常與肺有關；嘴唇腫痛，體瘦無肉，多是脾經瘀阻；而舌頭的形態，可能是心臟和心腦血管的問題，如舌尖赤紅為心火太旺，舌頭歪向一側是腦中風的先兆。

有個朋友的兒子，常年下嘴唇紅腫破裂，一百八十公分高，卻只有五十公斤，他吃的不少，可就是胖不起來，女孩子都嫌他太瘦，他很苦惱。但人在外地，我也無法當面診斷，然而透過以上的症狀，我們就可以分析一下，剛才說過脾開竅於唇，脾主肉，所以我斷定他是脾經堵塞的關係。讓他每天喝兩碗山藥薏仁粥，然後按摩小腿脾經上的穴位，尤其多按腳上的公孫穴，一個月後，他父親打電話來，說兒子胖了三公斤，全家人都高興得不得了。一旦了解了人體內部和外部的對應關係，我們每個人都可以透過察言觀色，來當當自己的主治醫師。

中國的道統醫學在闡述人體語言上，給我們留下了許多寶貴的經驗，比如說，你的腰部最近總是酸痛，透過一句「腎為腰之府」，便可以發現是腎的問題。你的指甲變得又薄又脆，透過「爪為筋之餘」、「肝主筋」就可以想想是不是肝臟太過虛弱了。透過「髮為血之餘氣」便可以知道髮脫早白，與心血不足有關。

　　有人總在夜裡一點到三點醒來，然後就睡不著了，我讓他們在睡前按摩肝經的太衝穴以袪肝火。因為一點到三點是丑時，是肝經所主。有的人總是晚上七點到九點胸不舒服，或肚子痛，這往往是心血管的問題，因為晚上七點到九點是戌時，為心包經所主。每個時辰都有它所主的經脈，古人為我們提供了多麼豐富而便宜的診斷工具呀！這麼好的東西，又有幾個人好好珍惜使用呢？

　　如果暫時聽不懂身體發出的聲音，那也沒關係，我們仍然可以靜下心來慢慢體會，畢竟那是我們曾經擁有的本能，只是被我們遺忘了，現在我們就來把它給找回來。有祖先留下的無限智慧，有上天賜予的生命潛能，加上我們的信心和勇氣，我們一定能重新找回本能、找回健康。

6 摧毀細菌的溫床

疾病的真正原因，是因為我們為細菌創造了生存的環境，細菌才得以侵入。所以，如果你不能管理好身體疾病，那你就會反過來被疾病管理。

　　人是生活在理念之中的，腦子裡有什麼樣的固有理念，就會選擇什麼樣的人生道路，而日常生活中的舉手投足、待人接物、立場觀點，都會基於相同的理念而越發強化，但如果你的固有理念與大自然的氣息相悖離，那麼你的整個人生，都將是逆風行船，步履維艱，費力而無功。

　　那我們如何選擇正確的人生道路呢？俗話說：人無遠慮，必有近憂，如果你沒有一個明確的生活目標，那麼你將隨時都會被突然出現的問題所困擾，總是疲於應對，這樣的人生常得拆東補西，這樣的身體肯定要修殘補漏，這樣的人生毫無疑問是被驅使的人生，沒有任何的主控權。

　　對於疾病的態度也是一樣，如何看待疾病，將是我們是否能真正消除疾病的關鍵。人人都不喜歡疾病，大家都在說：「有什麼別有病。」碰到生病的人，我們會鼓勵他說：「你一定要戰勝疾病。」於是，戰勝疾病成了大家共有的理念。

　　既然受理念的驅使，那麼，只要是能夠有戰勝疾病的方法和武器，我們就會勇敢地去應用它，義無反顧地去與疾病打拼，即使頭破

血流，也在所不惜，因爲我們認爲這是唯一的選擇。

　　但疾病眞是我們的敵人嗎？我們眞的能夠戰勝疾病嗎？如果疾病是由病菌引起的，那麼我們想辦法殺死病菌不就好了，可我們的周遭隨時隨地都有細菌出沒，怎麼也殺不光；我們以爲，殺不光細菌是因爲我們所用的武器威力還不夠，也就是抗生素的毒性還太小，還要加大它的毒性才行，可道高一尺，魔高一丈，細菌也在成長，他們也會加強裝備，變得越來越不怕所謂的抗生素。

　　其實，細菌通常只是疾病的結果，而不是疾病的原因（傳染病另當別論）。眞正的原因，是我們爲細菌創造了生存的環境，細菌才得以入侵，就像自己忘記了鎖門，讓小偷給溜進去一樣。其實，只要我們鎖好門防盜，小偷是不會光顧你家的；即使來了強盜（如各種急性傳染病），破門而入，但你只要學會及時躲避，別與他們硬拼，他們也傷害不了你。

　　《黃帝內經》上說：「虛邪賊風，避之有時。」這是告訴我們要善於躲避，而不是與它對抗，因爲，這樣的抗爭是永遠都不會有結果的。就像我們玩電腦遊戲，目的是爲了闖關，可是每一個關卡都有無數的壞蛋在糾纏我們，如果我們停下來，和它們打鬥而不趕快前進的話，它們又會沒完沒了的出現，你一天也別想通關，但如果你忽略它們，避開它們，快速地向前走，那麼你通關的目的就能快速達成。所以請看清最終的目的，不要把精力耗費在半路上。

　　有些病症和細菌更是一點關係也沒有，西醫叫做無菌性炎症或者免疫系統失調。這是免疫細胞把正常細胞當做了敵人，自相殘殺。爲什麼會出現這樣瘋狂的局面呢？這一切都是人的情緒所造成的。

　　一種不良情緒就會對應一種症狀。生氣了，就會兩肋脹痛，恐懼

了，就會眼睛酸澀，性格剛強常會膝蓋受損，憂慮悲傷最易哮喘咳嗽。此外還有頭痛、胃潰瘍、類風濕、紅斑性狼瘡、牛皮癬，都可以找到相對應的情緒根源。

　　難道你要把這種只要放鬆心情就能慢慢化解的問題，當做敵人來奮力拼殺嗎？你越是攻打，你身體所受的傷害就越大。因為你把牆上的影子當成了敵人，然後揮拳猛擊，你打影子的時候，因為你的身體擋住了光源，所以影子似乎暫時被你打倒，但是當你直起身休息時，影子卻又在那裡晃來晃去，你再去打，也只是永無寧日。

　　重新認識疾病，你會發現，其實，本來沒什麼敵人，只是你要和它鬥爭，它就會變成敵人，與你決戰到底。我們還是別把注意力都放在身旁那些可憐的小蟲子上，輕輕鬆鬆過我們的快樂日子吧。

7 疾病好轉時有「壞」現象

人體有兩個最舒服的狀態，一個是高度緊張，一個是完全放鬆。這都是人體的健康狀態，也就是說，我們要在該緊張的時候緊張，該放鬆的時候放鬆。

　　有網友說敲打完膽經後，整天噴嚏不止，不敢再敲了，有人說按摩太衝穴，整天都想睡覺，害怕是不是揉壞了，還有的推腹後腹瀉、金雞獨立後腰痛、拔罐處皮膚奇癢、敲帶脈後整日打嗝……各種症狀不一而足，讓大家恐懼害怕，猶疑不決，不知是不是還要堅持下去。

　　其實，這些症狀都是身體自我調節過程中的正常表現，不必擔心，通常一兩天，身體不適的情況就會消失，不過有些時候也需要稍微幫助身體一下，身體原有機制突然被我們實施的健身方法激活，所以它一時不太適應，就像一個長年躺在床上的病人，突然下床行走，往往會腳步無力，步履蹣跚，需要旁人扶一把。

　　但有一點，大家要知道：身體的自我調節合理而完美，它會選擇最符合你當下身體情況的步驟來進行，而且總是選擇捷徑。比如說：當你按摩了幾天的「消氣穴」太衝，疏散了胸中的鬱結，緩和了心理的緊張情緒，全身一下子鬆弛了下來，自然是想好好睡覺以養足長期虧欠的氣血，這時，最好就是請個兩天假，好好的睡上一覺。

　　「推腹法」的目的是清除腹內「三濁」（濁氣、濁水、宿便）。所以推腹後，腹內血流增多，衝擊力加強，以腹瀉的形式將「三濁」全部排

出，你高興都來不及了，何必憂慮呢？

有的朋友拔完罐後，拔罐的部位會奇癢難忍，這是新鮮氣血流注此處的好現象，此時，只要你用刮痧板刮一下癢的地方，就能輕易刮出很多黑紫痧，渾身頓時舒暢，癢是刮痧的最好時機。

金雞獨立可調節全身的平衡，自然也可對側彎受損的脊椎進行良性調節，但受損部位會有一些瘀血的堆積，一時難以被新鮮的氣血沖開，衝擊的過程就會在病灶點產生疼痛，一旦將瘀血沖開，疼痛就會馬上消失。此時，我們也可在痛點處刮痧，幫助身體完成修復動作。

但有些朋友日常行事較為謹慎，對於身體突然出現的各種症狀，會感到恐懼和憂慮，那你還是先停一停，觀察一下，等身體適應了，再重新開始。

記住，不要帶著心理負擔去按摩穴位和鍛鍊身體。因為身心不協調，就不會產生好的效果。

其實，我們不論是按摩穴位，或是鍛鍊形體，都只是在做一件事：那就是讓我們的心能夠靜下來。那靜下來的標誌是什麼呢？就是精神集中。

人體有兩個最舒服的狀態，一個是高度緊張，一個是完全放鬆。這都是人體的健康狀態，也就是說，我們要在該緊張的時候緊張，該放鬆的時候放鬆。古人講：「一張一弛，文武之道。」一張一弛，不只是文武之道，更是養生之道。人就該像一個彈簧一樣，不用時鬆軟無力，應用時強勁勃發。我們觀察一根破損的彈簧可以發現，讓它鬆也鬆不了，讓它緊也緊不來，處於半鬆半緊狀態，這就是病態。

大家可選擇讓身體緊張的健身法，也可選擇讓身心放鬆的調節術，目的都是為了激發人體完美的自癒潛能。然後你就可以靜下心來

當個旁觀者，看看身體怎麼工作，會出現哪些症狀，想想這些症狀的用意是什麼。總之你要相信自己，相信大自然的能力，因為心靈最懂得怎樣修復你混亂的身心。

8 放鬆就能留住青春

放鬆，是養生健身的法寶，是留住青春的靈丹。這當中的關鍵就是要學會「意象」，《太極拳經》中有五個字「用意不用力」，就說明了放鬆的全部心法。

　　心理調節方法的主要核心就是緩和內心的緊張和壓力，現在，讓我們暫時躺在一張舒適的床上，閉上眼睛，先來體會一下「放鬆」的感覺。

　　「放」就是將一切思慮統統放下，讓喜、怒、憂、思、悲、恐、驚，這些人之常情，歸於淡然，心如止水。「鬆」就是讓四肢關節、生理感覺完全鬆弛下來，毫不用力，或者說無法用力，肌肉骨骼似乎已經不受自己支配。然後細細地感受一下身體自然出現的回應，處於一種靜靜的觀察之中，一下子知覺在皮膚上游走，一下子思想在呼吸間起伏，一下子肚腹裡自然涌出一二聲腸鳴，一下子腦海中無意間閃現著三四個情景……各種狀態，不一而足。這時，你只是個旁觀者，對身體所發出的信號，不做應答，不加評判，只是默默地觀望，這就是放鬆的全部過程。

　　有人說，我心亂如麻，焦慮不安，一點也無法平靜下來，你說的放鬆，我根本就做不到，有沒有更為簡單的放鬆入門之法？你可以放心，這個世界，就是不缺方法，而且無處不有，下面隨便舉幾個，你可以挑選自己喜歡的去練習。

求己應用① 讓心情平靜下來：**腹式呼吸法**

嗅玫瑰法：當心愛的人送給我們一支新鮮的玫瑰，我們都會情不自禁地把它放在鼻子下面，閉上眼睛，慢慢地搖著頭，深深地聞上一聞。這令人陶醉的一嗅，似乎能給我們的身體帶來無盡的喜悅和滿足，似乎在瞬間便吸入了世間所有的美好氣息。這麼輕鬆的一嗅，為什麼會有如此的魔力？因為，你無意之中已經使用了最佳的呼吸方法——腹式呼吸法。

腹式呼吸法的要領，就是用肚子來呼吸，吸氣時鼓起肚子，此時肚子就像是一個正被吹起的氣球，當肚子鼓到最大限度時，稍停片刻，然後吐氣，吐氣可像嘆氣一般，瞬間從口中一嘆而出。注意，你在整個呼吸過程當中，胸部不要用力，所以要觀察胸部，不要有起伏，否則，就成了我們平常的呼吸法——胸式呼吸法。

胸式呼吸一次吸收的氧氣也就是腹式呼吸法的三分之一。一年下來，我們少吸入的氧氣有多少啊！我們都知道，氧氣是製造新鮮血液的原料，所以，想要健康，就要多做腹式呼吸，而且腹式呼吸最容易使我們的心情平靜下來，讓我們輕易地體會到放鬆的感覺。

有人說：我這人好動，你那種浪漫的感覺，我體會不了，一做腹式呼吸，反而覺得悶，我想來點運動放鬆的方法，有沒有呢？當然有了，大自然是無虞匱乏的，要什麼有什麼。下面就介紹一個有趣的放鬆法。

抓蝴蝶法：還記得小時候，我們在草地上、花叢間，奔跑嬉鬧時的情景嗎？抓蝴蝶似乎成了我們所有孩子的遊戲。現在回想起來，仍然是歷歷在目，就像昨天剛發生的事情一樣。我們想讓自己變年輕，充滿活力，那就為自己多保留些童稚情懷，做些孩子們的遊戲吧。

現在想像你的眼前有許多蝴蝶在飛，飛上飛下，忽左忽右，你的頭跟著蝴蝶的飛行軌跡左右搖擺，你的眼睛也隨著它上下轉動。然後看準目標，伸出雙手，快速出擊，左抓一隻，右抓一隻，上抓一隻，下抓一隻，五彩蝴蝶，被你隨抓隨放，隨放隨抓！這就是運動中的放鬆法，你可以自己隨意再創造出許多放鬆妙法，就像街舞中的「擦玻璃」、「太空漫步」，就是將現實生活的真實情景，虛擬於想像之中。

　　放鬆，是養生健身的法寶，是留住青春的靈丹。這當中的關鍵就是要學會「意象」，《太極拳經》中有五個字「用意不用力」，就說明了放鬆的全部心法。

9 每天健康一點點

當你改變了身體的形態，你就改變了外在的氣質，同時也改變了你的臟腑功能和所有的精神狀態，一點點的慣性都足以產生一連串的改變。

　　有些人每天總是沒精打采，哈欠連連，對所有事情都沒有興趣，老想睡覺；有的人則是精神無法集中，做這事，想那事，結果不是健忘，就是老出錯。還有的人，總是沈浸在無名的恐懼之中，爲明天憂慮，爲昨天追悔，整日疑神疑鬼，過著提心吊膽的日子。

　　昨天，在電視台錄製了一個訪談節目，招集了一些網友來捧場，其中就有兩位朋友是從千里之外聞訊趕來見我的。一位先生是從新疆來的，覺得自己已病入膏肓，一定要讓我親自爲他把脈，一位年輕的女孩是從重慶來的，感到自己身體很虛弱，肯定好不了了。

　　我爲他們分別把了把脈，都沒有什麼異常之處，而且，這位先生和我握手的時候，很有力量，一點也不虛弱；那位女孩，一頭秀髮烏黑亮麗，根本就沒什麼大病。

　　問了問女孩的病因，原來是幾年前，女孩精神壓抑了很長一段時間，後來變成了厭食症，吃了許多老中醫的湯藥，都不見好轉。看了我的書，也試了我的方法，但都只是試了一下，就放棄了，因爲覺得已經病好幾年了，憑自己的力量怎麼可能治好？所以一定要找我親自醫治才行。

我告訴她：我來治也是書上寫的那幾招，你自己調理一段時間，一定是會有效的，要有一點自信才行。

　　那位先生的問題是手腳冰涼、怕冷、睡不著覺、頭痛。我對他說，先集中力量解決腳涼怕冷的問題，熱水泡腳、墜足法、跪膝法、金雞獨立。一旦有了一點成果，自信心就會增強，下面的病症，就能夠順勢解決。但是若沒有一點內在精神的支撐。一切方法，都毫無意義。

　　有人覺得生了病，就得看醫生，就只有吃藥才能痊癒，從來不相信身體的自癒能力，總是要靠別人來證實自己的狀態，總是在問：我是不是好點了，我現在還有病嗎？我要多久才會好？

　　沒有自信的人，一輩子都無法真正獲得健康。因為他總是在猶豫不決中徘徊，總是在因循觀望中退卻。腦子裡天天在打仗，心裡時時在衝突，僅有的一點氣血，全都消耗在無謂的內心掙扎裡了。

　　要記住，別人給你的信心是別人的信心，你得到的也通常是火光一閃的衝動，要想獲得持久的前進動力，必須點燃你自己的火藥。想要重新獲得健康，就要先從精神上找到一個支點才行。不然，沒有啟動的號角，康復的車輪永遠無法轉動。那麼我們如何才能找到這個支點呢？

　　《黃帝內經》上說：「諸病於內，必形於外。」形體的表現就是內心世界最真實的寫照，這是無法掩蓋和隱藏的。你內心的虛弱必然會表現在你外部的形體上，對著鏡子，你會發現自己目光游離，頭顱低垂畏縮，胸膛凹陷無力，脊椎彎曲傴僂。錄下你的聲音，你會從中聽出軟弱、沒自信，就像是在哀求別人，彷彿是漂浮在水面上的羽毛，無足輕重。

　　以這種舉止形象，怎麼會得到別人的信任？別人的不信任，通常就是讓我們自己沒自信的重要原因。但如果你的氣質不能有意識地去主動改變，而總是顧影自憐，希冀別人的同情，那終將使自己更加軟弱，最終一文不值。

　　想要在這個世界上快樂地活著，想要獲得身邊人們的敬重，想要讓自己每天都能再更健康一點，就得要在生活中做一些必要的修正。

　　《禮記·大學》中有這樣的一句話：「苟日新，日日新，又日新。」這是說假如有一天，你有了一點進步，那你就要順著這個好的開始堅持下去，每天進步，進步不止。健康的精神會給予身體無窮的動力。力量是需要儲備的，自信是需要堆積的。很多人自覺渾身是病，可是到醫院去檢查，所有的報告都顯示正常，這樣的人，藥物對他們來說通常都是無效的，改善精神狀況才是他們的出路。

　　每天再多健康一點點，就是健康的全部祕訣。如果，你不敢拿眼睛正視別人，那你就先在鏡子面前瞪大眼睛看看自己。如果，你在人前不敢大聲說話，那你就先在自己面前高聲演說。如果你總是彎腰屈膝，那從現在起你就抬頭挺胸。如果你常常步履緩慢，那你現在就學著健步如飛。

　　記住，當你改變了身體的形態，你就改變了外在的氣質，同時也改變了你的臟腑功能和所有的精神狀態。牽一髮而動全身，一點點的慣性都足以產生一連串的改變。

Chapter 8

求醫不如求己

只要聽懂自己身體所說的話，
就能脫胎換骨，不受疾病侵擾。
現在就開始用雙手在身體上耕耘，
有朝一日，必能讓心靈五穀豐登。

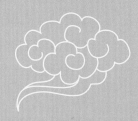

1 注意身體對你說的話

打嗝、放屁是老天賜給我們排除毒素的兩件法寶。一旦能聽懂自己身體發出的聲音，那麼每個人都將是解救自己的活菩薩。

2007年3月，我應《華商報》之邀，去西安舉行了一次健康講座。來時準備的近兩萬字的講稿，幾乎沒用上。我本來是想講些健康理念的，但讀者的實際問題太多，都亟待解決。更有坐飛機從別的省市趕來的聽眾，有的是為父母，有的是為孩子，都是急切地想讓我當面解答他們的問題，看到他們被工作人員攔在外面那副痛苦無奈的樣子，我心裡非常沈重。

演講時，我儘量談一些最好用、最快捷、最有效的招數，也不知大家聽懂了沒有，後來看著時間很緊了，還要趕飛機回京，就更加快了語速，想讓大家多掌握一些招式。但我想，我這次講座是失敗的，因為我的心態就不是平和的，而是焦急不安的，這樣怎麼能給聽眾們傳遞鎮定自若的感覺呢？沒有讓大家意識到「求醫不如求己」，沒有激起大家的自信，大家只是學了那麼幾招幾式，卻沒有真正減少對疾病的恐懼。是啊，有時即使是望梅止渴，也仍然可以讓大家走出困境。而我卻只是將隨身帶來的一小壺水，分給眾多口渴的人們。有人或許喝到了一口，更多的只是潤濕了一點嘴唇罷了。

講座後的十分鐘，報社的朋友們給我找了個很安靜的房間，讓我休息，禁止別人打擾，可他們剛一走，便有一個四十多歲的女士，不

知從哪鑽出來的，她拉著我的手，非要我給她把脈。我摸了摸脈，說：「你的脈強壯有力，氣很足，沒什麼大問題呀。」她說：「是呀，去醫院化驗也說我一切正常，我吃得好，睡得香，二便也非常通暢。可就是有一樣，每個月都要頭痛一兩次，痛起來，簡直想去撞牆，吃止痛藥也不管用，許多年了，就是查不出原因。」

求己應用① 弄清楚暈車頭痛的原因

我問她：「那你都是在什麼時候疼痛呀，有沒有什麼誘因呢？」她說：「每次和家人開車出去玩，回來多半會頭痛，對了，我還有暈車的毛病，每次坐車出去，我總是會暈車，甚至嘔吐，所以我平常都是走路去上班。」

我用手撥動了一下她兩腿的陽陵泉，疼痛劇烈，但沒有電麻感竄到腳上去。我說：「其實你已經找到問題的原因，只是你沒去仔細思考罷了。你看，每次暈車後，你都會頭痛，看來暈車就是你的病因，那你為什麼會暈車呢？暈車的原因通常有三：心下有水氣，叫做水氣凌心，會眩暈噁心；胃腸有積食，叫做宿食阻膈，會噁心嘔吐；氣不下行而上逆，叫做濁氣熏蒸，也會令你頭暈欲嘔。」

我又說：「你小便通利，心下就不會有太多積水；你食慾好，大便順暢，胃腸也一定不會有宿食積滯，而你的膽經陽陵泉堵塞，肝的濁氣不能循膽經而出，必會結於心下兩肋處。當聞到不良味道，或感於汽車的顛簸，或通風不好時，都會誘發濁氣衝撞胃脘，產生噁心嘔吐之症，但濁氣經過這樣的衝撞，便會循經絡上行於頭，循胃經則上於前額，循膽經則痛於兩側，但症狀都是一樣的，都是脹痛，感到血管強勁的搏動。這就是濁氣在作怪，它想衝出來，卻無路可走。其

實，此刻只要在它衝撞的經絡上，點刺放血，給濁氣以通路，便馬上痛消於頃刻，無影無蹤，因為不過是一股濁氣罷了。」

求己應用② 打嗝放屁以排濁氣

我問她是否平日很少打嗝或放屁，她說，她從來都不打嗝，也不放屁。她還常在人前以此為自豪呢！我說：「這可是老天賜給我們排除毒素的兩件寶貝呀！」

我讓她每天早晚做推腹法，用空拳敲胃部，爭取打嗝，還要多敲打膽經，多撥動陽陵泉。只要她一找到打嗝或放屁的感覺，那困擾她多年的頑疾也就會漸漸痊癒了。

聽我這麼一說，她高興得直拍手跺腳：「沒想到會是這麼簡單！」我說：「其實你身體出現的所有問題，身體早就以暈車、噁心、頭痛、不打嗝、不排氣等等症狀反覆地告訴你了，可是你只知道去吃止痛藥，忽略它的提醒，沒去仔細傾聽身體的語言，所以才會病痛到今天。」

這位女士臨走時千恩萬謝，說她得到了太多的東西。其實，我覺得她本來就不曾缺少什麼，只是自己沒有發現而已。一旦能聽懂身體發出的聲音，那麼每個人都將是解救自己的活菩薩。

⊙ 太衝穴治腰脹 ——深深海洋

我今年23歲，2005年11月份月經來的時候，忽然腰脹得難以忍受。從那以後，只要吃飽飯就會腰脹，大小便之前也會腰脹，而且無法集中精力思考問題，還不能久坐。如果是硬凳子的話，只坐幾分鐘就會腰脹，不得不起來走動。後來我吃了中藥，坐的時間比以前長了很久，但還是沒精力想問題，飯後及大小便之前也還是會腰脹，但一直無法彎腰，總覺得腰部沒有力氣，承受不了，而且總是沒精打采的，總想睡覺。我想讓自己多笑笑，可是一笑就乾嘔。我去醫院檢查，醫生卻說沒有問題，我想我是氣血不暢。還有，我小時候頭部受過好幾次傷，流了好多血，所以從小經常頭暈、頭痛，頭髮也是枯黃的，現在最重要的是我的記憶力減退了很多，可我還這麼年輕啊！但這個問題我現在自己解決了，這純屬偶然。我本來只知道按太衝和行間穴可以補氣血，就按了，可按時沒有感覺，所以我就使勁按太衝穴，這穴位還真的被我按痛了。痛的同時，腰也脹得難受，我就堅持了幾分鐘，結果這腰脹的毛病就好了。沒想到我吃了那麼多的藥都沒用，現在卻只用幾分鐘就好了，真的好高興！

⊙ 脹就是濁氣作怪 ——中里巴人

非常感謝「深深海洋」的回饋，這種親身體驗得到的經驗非常寶貴。有脹的感覺通常就是有濁氣作怪。而太衝正是消氣穴，所以效果顯著。月經時出現的症狀多與肝膽有關。所以這時調節肝膽經，是很正確的。如果是腸胃產生的濁氣，症狀為胃脘脹，那就要揉胃經的足三里了。所以說，太衝、陽陵泉可消肝膽的濁氣，而足三里和公孫可消腸胃的濁氣。

2 用純真趕走心病

這小姑娘的海豚音，那纖柔而又有力的小手，那咿呀的動人妙語，那
清純如水的目光，哪一種不是上天派來祛除我們心病的靈丹呢？

近日心緒不佳，昨天被幾個好友邀去酒樓吃飯，也是想順便散散
心。這家酒樓很大，能容納幾百人同時用餐，大廳裡燈火通明，菜餚
飄香，人們把酒言歡，觥籌交錯，笑語喧嘩之聲不絕於耳。我不太喜
歡這種熱鬧的場合，但也仍是面帶微笑，聽著朋友們眉飛色舞地講著
那些不太好笑的笑話，喝著那不酸不甜的葡萄酒，心裡則是百無聊
賴。

忽然，一陣「呀呀」聲掠過整個餐廳，那是一種令人震撼心動的
海豚音，像長著翅膀似的，一千多平米的餐廳頓時鴉雀無聲。大家循
聲望去，只見離我們座位六七米遠的一張不大的圓桌旁，一個粉雕玉
琢的小小孩，正在她爺爺的腿上歡快地跳躍著，還不時從小嘴發出一
聲聲短促的尖鳴，所有用餐的客人都不約而同地發出了驚歎。片刻寂
靜後，餐廳裡又恢復了喧鬧和嘈雜。但這「一鳴驚人」的小傢伙卻深
深地吸引了我，我拿著朋友剛剛送給我的玩具小豬，來到這個小寶寶
的餐桌前。

這是個漂亮的小姑娘，聽說還不到一歲，此時正吃著小手，並吐
著泡泡。我向她的家人表示了我的驚訝和喜愛，並送上我的禮物——
會說話的小豬。小姑娘接過我的小豬，隨手就扔進了餐桌上熱氣騰騰

的鍋裡，一臉的不屑。不過還算是很給我面子，伸出雙手主動叫我抱呢！我受寵若驚，趕緊將「小天使」小心翼翼地抱在懷裡。她的眼睛大大的，一眨不眨，好奇地看著我的臉，那目光就像是清澈見底的泉水，我的內心瞬間像是被清洗了一般，鬱悶的感覺一掃而光。

小寶寶用手摸摸我的鼻子，又拍拍我的頭，發出美妙的「咿呀」聲，像是在和我說話，我也趕忙「噢噢」地應和著她，生怕讓她覺得我聽不懂。她突然抓住我的耳朵不放，邊噘著小嘴，邊使勁地拽著，似乎是嫌我沒聽懂她的話，惹得滿桌的人哄堂大笑，我連忙求饒：「小寶貝兒，輕點好嗎？」小傢伙咯咯一笑，倏地鬆開手，馬上投入她媽媽的懷裡，不再理我了。

這真是一次不同尋常的經歷，竟讓我有一種被老師「耳提面命」進而「醍醐灌頂」的感覺，我的耳朵發熱，全身百脈俱通，心情暢快無比。這小姑娘的海豚音，那纖柔而又有力的小手，那咿呀的動人妙語，那清純如水的目光，哪一種不是上天派來祛除我們心病的靈丹呢？

⊙能嬰兒乎？　　　　　　　　　　── yangxin-chen

　　我八天前才當了叔叔。小侄女的每一次眨眼，每一聲啼哭，每一次吮手指，都會讓人瞬間回到童稚時光。把她抱在懷中，才知道什麼叫小心翼翼，什麼叫喜悅。在小小的孩童面前，我的眼光也變得充滿童真，原本複雜的內心也變得純淨。怪不得老子說：「能嬰兒乎？」

⊙ 無需回報的付出

——如雲

我也有一個六歲的兒子，夫妻二人從小帶大，那真的是我成長最快的六年，慢慢地學會包容與忍耐，也知道了為人父母的不容易，有時候我覺得與其說孩子需要父母，不如說父母更需要孩子，帶孩子很辛苦，但更多的是感悟，讓我體驗到人生中無需回報的付出。感謝兒子！

3 傷感時傷感，憤怒時憤怒

冬天我願伴著寒風而瑟縮，春天我願隨著柳枝而舒展。順著自然呼吸，必然得到自然的神力。

「終於又等到了，每次看都不忍心看完，看完後又期待著下一篇」，這段話是一位匿名的網友給我上一篇文章寫的評論。這句簡單的評論，著實讓我感動了很久，以至，我要把它珍藏在心裡。其實，我的文章原本就是獻給這些朋友的。如果你真心喜歡，那就是對我最好的褒獎。我要把最好的東西獻給那些偏愛我的人，生活中，我只和欣賞我的人在一起，我只看那些能讓我有共鳴的書，我只聽那些能打動我的音樂。

有人說，「中里老師菩薩心腸」，我聽到這話，心中只有負擔和壓力，沒有甜美和溫暖。因為我願意在傷感時傷感，在憤怒時憤怒。我的境界還沒有昇華到大慈大悲的高度。我鄙視假殷勤，我厭惡假慈悲。

有人問孔子：「可以用恩德來報答對你有仇怨的人嗎？」孔子反問道：「如果用恩德來報答仇怨，那用什麼來報答恩德呢？」

有人會問：「你的部落格不是為了弘揚中醫文化？不是為了造福大眾嗎？」我說：「那只是你的期望，卻不是我的初衷。我只做我勝任的工作，我只為知音而辛勞，我喜歡順水推舟，而不是逆流而上。」

有人問我：「你怎麼不愛競爭？」我說：「你看人都擠得滿滿

的，哪裡還有我的位置。大路雖寬，萬馬同競，不如小路，一人獨行。」

其實，我寫文章真正想傳達給大家的不是方法而是理念，不是理念而是感情，不是感情而是力量。當大家看到我的文字，心裡淡然坦蕩的時候，這種力量已經注入，一切治療的大門自然打開，那些具體的治療方法，只是一些臨時的船槳，如果大家找到了渡河的小船，還怕沒有槳不成，你或許還嫌我提供的槳粗糙呢！

因為一個評論而引出了我的一些感慨，只願朋友們都能表達真實的情感，真實才感人，真實才最有力量。冬天我願伴著寒風而瑟縮，春天我願隨著柳枝而舒展。順著自然呼吸，必然得到自然的神力。

4 將身心全面開啟

我們的身體和心靈已經生銹多久了？要想脫胎換骨，就請用自己的手
在身體上耕耘，讓心靈五穀豐登。

　　很多朋友給我發來長長的私信，羅列出一大串身體上的毛病，請求
我給出十招八式，來一一對付其變化無常的症狀，言語中透著悲涼和無
奈。如果我身臨其境，馬上能體會到「暗無天日」這句成語的含意。

　　很多長期被疾病困擾的朋友，心中充滿了恐懼和卑微的思想，僅
滿足於蜷縮在陰冷的小屋，搓手跺腳以求得些許的溫暖，卻沒有勇氣
走到外面來感受陽光。也許擔心陽光太刺眼，也許覺得太陽的溫暖離
自己很遙遠，可是如果你想融化心底的寒冰，如果你想要脫胎換骨，
那就必須從黑暗的小屋走出來，讓陽光直接穿透胸膛，點燃內心曾經
潮濕的火藥。心中的爐火一旦點燃，我們將能自行調節閥門，或讓其
激情四射，或讓其溫暖如春，那全是你自己的身心，你自己的四季。

⊙ 身體是最好的醫生　　　　　　　　　　　　——王一力

　　前天看書時不知不覺和衣睡著了，沒有蓋被，冷醒之時，咽喉右
部疼痛不能咽，心知又著涼了，平日著涼不怕流涕，就怕咽喉痛，前者
很快就好，後者非要折騰到咳嗽、化膿，吃藥一兩週方癒。想到老師文

章中有關肺經的論述，於是捲起袖子，掄起空拳將左右兩條肺經各敲81下，大概10分鐘的光景，經絡發熱發癢，咽部疼痛之感頓感減輕。

　　後用父親曾授我的「玉環椿」（音譯），現在看來就是用手揉膀胱經，由背後往下，經腳腕轉揉肝經的原理。這樣揉個百來下，汗微出，後背寒涼感漸去。就做了一回，第二天，咽喉竟不藥而癒，因而深信老師所說，身體是最好的醫生。「心中的爐火一旦點燃，我們將能自行調節閥門，或讓其激情四射，或讓其溫暖如春，那全是你自己的身心，你自己的四季。」感謝老師將這寶貴的法門授予我們。

⊙心態真的很重要
——米堆

　　想到自己當初得知重病後的恐慌，現在仍是心有餘悸，自己跑到海邊想了很久，最後才決定告訴家人。因為害怕的並不是生病本身，而是身邊關愛你的人的擔心。隨後則是各式各樣的治療，但我的心態一直無法調節過來，所以疾病也沒好轉多少。直到有一天，一位老中醫跟我說：「人生來就是要跟各種各樣的疾病作鬥爭，從一出生開始就被賦予了這種使命。只是今天是你得了這個病而已，而別人可能正在與其他疾病抗爭。」於是我的心情也頓時開朗了起來，有種撥雲見日的感覺，回去便對那些擔心我的人，用一種沒什麼大不了的語氣說：「人生來本來就是要跟病魔戰鬥，明天我就會好了的，你們沒必要嚇成那樣。」果然，治療的效果變得很好，恢復得也很好。看來，人的心態真的很重要。

5 別讓恐懼成為最大的病因

很多人都是心病，自己嚇唬自己，其實人最大的病就是「恐懼」。

　　看著網路上那麼多無助的朋友，言談話語中充滿了太多的恐懼和憂慮、無奈和哀愁，在他們的頭上似乎只有陰霾無光的天空，眼前似乎只有陰森可怕的溝澤。我真想對朋友們大聲呼喊一聲：別害怕，沒有什麼大不了的！

　　大家可能覺得憂慮恐懼是理所當然的——有這麼多解決不了的問題，誰會不憂慮恐懼呢？其實，我們有兩種解決方案可以選擇：一種是自己能解決的問題，那一定要努力自己解決；另一種是自己根本無力解決的問題，那也別去憂慮恐懼它。因為憂慮恐懼什麼作用也沒有，只白白浪費了我們的氣血，讓我們更加地虛弱，更加地六神無主。有時身體的疾病對我們只是一點點的損害，而心理上的巨大壓力對我們的摧殘不知要嚴重多少倍。

　　我認識一個開書店的朋友，生意興隆。幾年前他開了一家酒樓，被鄰居的大火燒得片瓦無存，損失慘重，他趕到火場，只說了兩句話：「人都沒事吧？」「那好，讓它去燒吧。」當時公安局局長也在現場指揮，聽了這話，握住他的手說：「你這個朋友我交定了！」事後，我問他：「你當時怎麼這麼豁達呢？」他說：「酒樓已經燒了，哭天喊地也於事無補，倒不如保持尊嚴，笑看人生，這樣還可以再掙回一個新的酒樓。」

前兩天一位朋友請我吃飯，她自己卻一點不吃，滿臉愁容。原來她老公最近頸椎病非常嚴重，每天晚上痛得難以入睡，白天根本無法工作。她到北京出差，可心思都在老公身上，每晚都做噩夢。更令她擔心的是，她經常會坐在那裡莫名其妙地掉眼淚，她懷疑自己可能得了什麼大病，所以茶飯不思，臉上也像是覆上了一層塵土，毫無光澤。她跟我講述的時候，也是眼裡含著淚。

求已應用① 解肝毒最佳妙法：哭

　　我為她摸了下脈，肝脈弦緊，餘脈皆沈弱無力，便對她說，她只是有些氣鬱不舒，引起血液流動緩慢，造成心血不足，心生恐懼，便會影響睡眠。我告訴她：壓抑時能夠自動哭出來，是最妙的解肝毒之法，對肝臟有很好的保護作用，一般人還沒有這樣的功能呢！她一聽頓時破涕為笑，說：「看來我沒病，那我以後想哭就哭了。」也就是在這一瞬間，她的臉色便泛起了紅潤，並對我說：「不好意思，我現在突然餓了，我要趕緊吃點東西了。」說完便狼吞虎咽，逗得在座的朋友都開心地大笑起來。

　　有的朋友可能會問，我們不愛哭的人，肝毒從哪排出呢？主要的通道是膽經，所以敲打膽經會緩解肝臟的壓力；同時別忘了按摩太衝穴。但是解情志之毒，還是眼淚最為迅捷。

　　我從包裡拿出個刮痧板送給她，告訴她治療頸椎病要刮的部位，她此時已顯得神采飛揚，拿著這塊烏黑發亮的水牛板，頑皮地說：「好，回家就拿老公開刀。」四十多歲的人，一時竟像個小孩子。

　　很多人都有心病，自己嚇唬自己，其實人最大的病就是「恐懼」。

讀者回應

⊙清除不良的種子　　　　　　　　　——拿什麼拯救自己

　　我們的身體是土壤，疾病是土壤裡不良的種子。醫療就是在土壤裡清除或者殺死不良的種子，但這種不良的種子太多了，清除了一些，風一吹又來了不少，最後發現土壤裡長滿了惡草。改善土壤才是唯一能讓你徹底、永遠保持健康的方式，中里老師的方法就是改善土壤的一種非常好的辦法。

6 每個人都有上天施予的解藥

我們身邊的一草一木，都時時刻刻散發著動人的氣息；我們身邊的一石一沙，也處處昭示著生命的玄機。

　　相信自己，我們每個人都是上天降下的獨特個體，我們各懷絕技，無可替代。很多人不相信自己心靈的力量，甚至不知自己還有心靈，腦子被一些現成的觀念所充斥，被一些權威的理教所定型，被一些看似嚴密的邏輯所羈絆。生活的指南，從來不源於心靈，而是參照書本，或別人的濫調。

　　今天偶然看了一個電視節目，一個5歲的男孩，每天都要挖開牆壁去吃裡面的牆灰。不讓他吃，他就會頭暈、噁心、渾身不適，而吃了就會舒服些。大家似乎更關心他的病，如何醫治？但我想讓大家思考的是：小男孩是如何知道藏在牆壁裡的灰土可以緩解他的症狀呢？他沒有灰土的化學成分知識，沒有長輩傳授的經驗。但他仍能鬼使神差地找到對治他病症的解藥。

　　這就是心靈與外界的對話。我們身邊的一草一木，都時時刻刻散發著動人的氣息；我們身邊的一石一沙，也處處昭示著生命的玄機。生活是豐富的，是廣闊無邊的，豈是幾本經典所能涵蓋，豈是幾個權威所能擔當的？

　　其實你自己就是經典，你自己就是權威。偉人只是我們的朋友，不是我們的偶像。相信自己，我們每個人都是上天降下的獨特個體，我們各懷絕技，無可替代。活著就要做自己，說自己的話！

附錄

求醫求己49問

Q1：血壓低怎麼辦？——可人

A1：煮冰糖、蓮子、銀耳、大棗粥，空腹吃，連續一週會有改善。我10年前血壓低，就是這樣治好的，供你參考。——Helen

Q2：最近心絞痛，查出冠狀動脈堵塞，請問練什麼功對此病有幫助？——心絞痛

A2：經常按摩心經和小腸經，推腹及按摩太衝及膽經的陽陵泉，心悸、心慌的時候可以按壓左邊手心內的勞宮及從太衝朝行間4穴按摩。——NXR

Q3：太衝穴有什麼作用？——飛兒

A3：除了可以消氣，太衝穴還有其他很多的功能。比如說發燒了，就是肝火引起的，揉太衝穴就可以把火瀉掉。另外，有人一生氣手腳就痙攣，像這種問題，按人中穴不管用，因為不是動脈和人脈陰陽不調造成的，而是由於肝火過旺、肝風內動引起的，這時候一掐太衝穴馬上就能緩解。還有很多小孩過動，也可以從太衝穴找到源頭。由此可見，太衝穴是非常值得大家重視的穴位。——中里巴人

Q4：老是胃疼怎麼辦？——羅隱

A4：可以揉「地筋」。另外，胃經的足三里、下巨墟，對付胃疼也很有效。——中里巴人

Q5：我以前有十二指腸潰瘍，現已治好，但還是常常感到腹部脹氣，用手按腹部會打嗝，腹脹暫減，但很快腹部又會鼓鼓的。打嗝是突發性的，短則幾小時，長則幾天，受寒、緊張、勞累時易犯，對寒氣尤其敏感，就算腿受了寒，也會嗝聲連連，受暖時會好些。──玫瑰

A5：打嗝之症就是胃部脹氣作怪，不下行而上逆，病在小腸。推腹法通腹除脹；金雞獨立引氣下行；胃經的足三里、下巨墟都是除脹要穴。墜足法和撞丹田，也都對此有效。就連治感冒的「取嚏法」，也是《黃帝內經》用來專治打嗝的，你也不妨一試。記住，只要能放出響屁，此疾便從此絕跡。──中里巴人

Q6：我是容易緊張、鬱悶、愛生悶氣的人，一年前腹瀉、胃痛，吃了一段時間中藥後胃不痛了，卻開始癢起來，癢的時候是一個點，每天的位置會不太一樣，而且經常打嗝，人也比較瘦，請問要怎樣治療？──Lszylx

A6：可以先從小腿入手按摩脾經的幾個重點穴位，每天有空做一次，再加上敲打小腿前側胃經與肝經經過的地方，至少100下；經常按摩太衝穴對治悶氣有效果，還要經常敲膽經。還有要注意自己的性格，就算把脾、胃都調理健壯了，脾氣不改，身體照樣會繼續受罪。另外，飲食上一定要注意，多吃適合自己的東西。吃飯一定要細嚼慢嚥，對你的胃絕對有好處，這同時也是調理個人性格和修養的方法，好處很多。──一堂

Q7：我老公患慢性鼻炎好幾年，他胃裡像是有水，拍拍就能感覺到，而且喝完酒後，全身發熱，只有胃摸起來涼涼的。我兒子上個月感冒，流了半個月鼻涕，請問有什麼辦法嗎？──Xh

A7：胃中存水的人，不要喝太多水。平日吃山藥薏仁粥可健脾去濕，利於消除胃腸中的濁水。慢性鼻炎是脾肺兩虛之症。常流清涕為肺氣不足，肌表有寒，可常用取嚏法。常吃大棗可以改善過敏體質，對慢性鼻炎有輔助療效。——好心人

Q8：一咳嗽肺就痛，怎麼辦？——Yumei.jade

A8：揉肺經的經渠穴和大腸經的偏歷穴，有迅速止肺痛的效果。——Helen

Q9：有一個治療腎虛、陽痿、早泄的好方法，我試了一下感覺很好，但不知科學否？方法很簡單，每天坐著配合呼吸做20分鐘提肛，要用力。我以前性生活10分鐘，現在隨隨便便都能達到半小時以上！——加油太古

A9：應該是有效的，練瑜珈時老師常說提肛可以提高性能力，不管是男還是女。對於女性來說可以提高陰道的收縮性，男性則可以刺激海綿體。——重陽道士

Q10：近一年來眼睛又癢又澀，看了很多醫生都說是結膜炎，點了眼藥水，當時管用，過了一段時間就又犯了。請問如何能緩解痛苦？——小葉藍

A10：揉膽經的風池、風市穴和腳底眼睛反射區，效果明顯。我的朋友這樣做了一週，就解決了眼睛癢和澀的問題。——木蘭心語

Q11：我多年以來幾乎都是用一個鼻孔呼吸，老是左邊堵塞，怎麼解決呢？——小花貓

A11：試試按揉腿上的委中穴，一定有效。——魚刺

Q12：有了過敏性鼻炎怎麼辦？——苦惱人

A12：用「取嚏法」，所用的工具最好用吸管剪成細絲，兩個鼻孔同時使用。容易被水沾濕的材料（如面紙等）最好不用。還有，腳拇趾外側的隱白穴，可以每天堅持按揉10分鐘，不過按摩此穴所需時日比較長，需要有耐心，只要堅持，症狀都會有不同程度的緩解，直至慢慢消失。——Helen

Q13：請問慢性咽喉炎，咽喉有異物感，早上會咳嗽、有濃痰，該怎麼處理？——求是

A13：取大腸經的合谷、曲池，胃經的頰車及豐隆進行按摩。——明燈人

Q14：經期能不能練功或按摩？——小女子

A14：如身體太虛或本來經量就大，就別練了，若是月經下得不順，練練正好活血化瘀，且效果比平日更好。——中里巴人

Q15：按摩三陰交穴，開始很痛，兩天後好轉，但白帶中出現褐色分泌物，這是什麼原因？——龍雨

A15：若按摩後白帶增多，就繼續按，同時配合豐隆、陰陵泉以及腳底下身淋巴結反射區。分泌物增多是體內水濕從這個渠道排出的現象。——夜晚的彩虹

Q16：我產後肥胖（生產完將近4個月，體重比從前增加了10公斤）。練習《人體使用手冊》書中的一式三招近兩個月，但腰部、臀部和腿部水腫仍然相當嚴重。想請教有無其他方法可以幫助我擺脫肥胖？——Phoenix

A16：如果是腰部、臀部、腿部水腫明顯，顯然是膀胱經阻塞造成，

屬脾腎兩虛之症。如果會刮痧，則將後背整個膀胱經由脖子到臀部一直刮下來。還可選擇食療法，取山藥、薏仁等量打成細粉熬粥，有健脾利水的功效，每天服一小碗即可。平日還可服些冬瓜、蘿蔔等，有利水通氣的作用。如不愛喝水，則儘量少喝，免得增加腎臟負擔，使水腫加重。還可選用膝蓋內下方的陰陵泉，足內踝上的三陰交、復溜，都有很好的利水消腫功效。——中里巴人

Q17：來月經始終不正常，尤其最近3個月，淅瀝不盡，甚至出現上次還未完，這次又跟上的情況。——望穿秋水

A17：從補氣血開始，敲膽經，喝山藥薏仁芡實粥，天天泡腳，水面應高過三陰交，水溫40℃左右。水裡加少量的鹽，手也可以一起泡。切忌腰部受寒！身體狀況好時，可在脊柱腰部正中及兩側拔罐，開始時不要拔得太狠。早晚敲帶脈100下以上，敲胃經，大腿正面到腳面，特別是膝蓋和膝蓋上面，月經不調多半是胃經的問題。十病八寒，少穿涼鞋，短裙，特別是長期在空調環境中上班的人，經期更要注意防寒。病不是一天得的，而是你以前不良習慣積累的結果，所以也不可能說好就好，需要慢慢來。先搞清楚病的起因，多注意調整，有一個好的心態最重要。——蒲公英

Q18：我產後一直少奶，還經常腰酸腰痛，該怎樣調理呢？——巴布

A18：山藥薏仁粥是最爲平和的藥，本身也是最好的糧食，什麼時候吃都無妨。少奶是由於脾不生血，山藥薏仁粥最是健脾生血，可常吃。若腎虛腰痛，還可從超市買來芡實打粉熬粥，補腎健脾的功效也非常好。腰酸可在酸痛處拔上真空罐，同時按摩腳踝處的太溪穴、復溜穴，腰痛很快就好。——中里巴人

Q19：我女兒七歲半，從小就排便不好，一般2至3天才便一次，而且每次都費盡力氣？——環繞地球

A19：排便差通常是脾虛引起，給小孩吃山藥薏仁粥最爲穩妥。——中里巴人

Q20：我兒子今年快兩歲了，睡眠一直不太好，夜裡總是哭醒，飯也比同年齡的人吃得少，且愛流口水，嘴巴和下巴處愛起濕疹，身上偶爾會長癬，但體質還算不錯，很少生病。請問應該如何調養？——愛兒

A20：小兒按摩法與成人大不相同，自成一體。用「補脾經」之法，還有「運八卦」等方法，可以較快改善嬰兒體質。——分享

Q21：我弟弟上個月感冒，一直拖著，現在每天都乾咳，晚上比白天厲害，去醫院檢查也沒有發現氣管發炎之類的病症，請問有什麼方法可以止咳？——愛弟弟

A21：可按揉太衝、丘墟以及三焦經的支溝。——好簡單

Q22：寶寶發燒已經五天了，近兩天又伴有咳嗽，較以往的感冒不同，不流鼻涕，也不打噴嚏。已經在醫院打了五天青黴素，還加了抗病毒的藥，可並無大起色，眼看著孩子難受，心裡很著急，望老師給予指點幫助！——健康是福

A22：我兒子前段時間發燒39℃，我按他的風池穴，只輕輕地按了一下他就喊痛，所以確定是肺經受涼了。給他在面部按摩，推前額，分推眉骨各100下，向外揉太陽穴50下，又分別向指尖方向推無名指，清肺經，最後，推天河水300下，睡前還燙了腳。大概1個小時左右，他開始出汗，一夜換了3次毛巾。到凌晨，燒就退了。我沒給他吃一點藥。一開始選擇不吃藥，是要咬著牙

才能決定的，並且建議發現孩子發燒就馬上採取措施，孩子越小，按摩的效果越好。——分享

Q23：我兒子小時候得過蕁麻疹，這兩年常復發。身上一片一片，癢得難受，該怎麼治？——愛兒心切

A23：這是由於肝內毒素過多，要從皮膚排出去，所以總發。可以經常按摩肝經、腎經，早睡早起，營養均衡些。另外，在背後膀胱經刮痧，疏通排毒通道，一週一次，背癢時也可刮痧。——程成

Q24：請問孩子喉嚨上火、沙啞，應當按摩哪個穴位？——虔心

A24：可按摩腳上的喉、氣管、胸部淋巴反射區。——聞金雞起舞

Q25：按摩穴位從很痛到沒有痛感，是由於穴位不敏感了還是說明穴位反射的病痛好了？不疼了還需不需要繼續按摩？——心急

A25：由痛到不痛說明效果是很好的。為什麼痛，為什麼不痛，應該把原因搞清楚。中醫講，不通則痛，而如果完全不通就不痛，因為完全不痛就沒有傳導了。而體質比較虛弱的人就是這樣，比如說皮膚很鬆軟，哪裡都不痛，但是又確實有病，這樣的人怎麼辦？可以先拔罐，有的人拔不住，因為裡面沒有氣血。第一天拔可能連印都沒有，拔幾天以後，可能有粉紅色的印，然後逐漸地深了，氣血給過去了，拔了以後再按揉穴位，感覺就比較明顯了，這樣把氣血逐漸導引過去。還有的人，按摩的時候很痛，明顯地感覺這塊比別處要硬，一定要把硬的地方揉開以後變得鬆軟，有彈性了才不會很痛，這塊穴位就通了。如果穴位通了，就不要老按這個穴位，因為穴位在出生的時候本身就是暢通的，有的地方功能差了或者堵塞住了，揉開必然自己

會暢通，沒必要天天老揉這個地方。可以根據自己的情況，看看是否還有其他的反應，再揉其他的地方。揉一段時間，如果沒反應了，這就證明這個穴位現在基本上不需要再揉，可以改揉其他穴位了。——中里巴人

Q26：有沒有治療白髮和脫髮的方法？——白髮愁

A26：髮爲血之餘，血不能到達腦部，所以白髮或者脫髮。至於爲什麼不能到達腦部，不是血不夠，就是氣血運行的道路不夠通暢。血不夠就要補肝腎，調脾胃，驅除障礙。——沒事沒事

Q27：我長期肝火旺，脾胃虛弱，習慣性便祕，體型較胖，大約一個多月以前開始敲膽經，壓心包經、肝經，並把睡覺時間從凌晨兩點提前到了每天的十點半左右。感覺很好，體重也輕了一點。問題是，我每次不管按壓什麼穴位，在這個穴位的附近就會鼓起一個很大很明顯的肉色包，按壓無痛感；而在按壓膻中穴後，胳膊上的心包經還有任脈上就會出現幾個很痛的包（可能是淋巴結，與前面肉色的無痛感的包有很大區別）。這些包出現得太快太明顯，有點怕了。請問這兩種包爲什麼會出現啊？我該怎麼處理這些包呢？——擔心

A27：不用擔心，你要繼續堅持現在的習慣：早睡，敲膽經，按摩心包經，保持心情愉快。別擔心這個，我感覺是你的身體太虛了，可能這些經絡都不太通暢。你可以輕輕按摩，別去管那些包包。我自己在按心包經的時候，附近皮膚也會出現很多紅色的痘痘，後來自己就沒了。——心寬體胖

Q28：我老公愛出汗，喝了山藥薏仁芡實粥，還敲膽經、肝經，但現在每晚睡眠不好，這是爲什麼呢？該如何調理？——愛老公

A28：汗流不止，多爲氣虛不固。敲肝經、膽經後睡眠不好有兩個原因，一是三焦經和心包經不通，二是疏通肝經、膽經後的排病反應，身體要把原有的垃圾翻出來，自然會弄得雞犬不寧，解決方法，在膽經一文中已經描述。在吃補氣血藥物的同時，可以每天找個喜歡的運動，要自己全身熱一段時間，出透汗，晚上10點多就睡覺，保持心情愉快。——夜晚的彩虹

Q29：一般都認為飯後不宜按摩經絡，但是我在飯後胃不舒服，老有氣往上脹，這時按摩脾經胃經，很快就打一個大嗝或者放屁，舒服很多。這是怎麼回事呢？——花玄子

A29：通常飯後不按摩，是擔心把胃的氣血分散開，影響食物消化，不過你脾胃較虛，按摩脾經胃經，反而可以把氣血集中到脾胃來。——中里巴人

Q30：做過膽囊切除手術的人敲膽經還有用嗎？——稻穀殼

A30：膽囊不過是膽經上的一個果子，果子摘了，經依舊在，你說有沒有用呢？——一堂

Q31：我十七歲，明年準備高考了，壓力特別大，覺得自己腎虛，總是沒精神。請問有什麼辦法？——高中生

A31：十七歲的人，氣血還處於生長狀態，這時候通常沒有什麼真正腎虛的問題，而且調理經絡也很容易取得效果。可以每天晚上在後背的腎俞拔兩個罐。通常覺得自己腎虛的人，其實就是心虛，心血不足的人一定要多揉勞宮。——中里巴人

Q32：我有時老有要精神分裂的感覺，想大喊大叫，摔東西，渾身發
　　　抖，尤其生氣時感覺神經要錯亂，怕別人說我，就極力控制，
　　　很痛苦，怎麼辦？——崇拜中里老師的人

A32：揉太衝到行間和腳底的地筋，堅持下去就會有效。——無聊

Q33：手指甲上面突然出現了凹凸不平的豎條紋，這是身體有什麼問
　　　題嗎？——Ajiao

A33：指甲上出現數條棱狀縱道的人，一般可能患有神經系統衰弱等
　　　腦系統疾病或者酒精、藥物中毒。——翻書等緣

Q34：更年期的典型症狀是心慌、氣悶、失眠。這時該如何調理這些
　　　症狀？——古柏

A34：敲打或按摩三焦經，通常效果很好。可以一試。——中醫愛好者

Q35：最近總是頭暈，怎麼辦？——七月

A35：多半是因為心臟供血不好，仔細按摩心包經以及三焦經上的支
　　　溝、天井穴等沿線疼的地方，這樣可改善供血。另外也可用刮
　　　痧改善。——中醫愛好者

Q36：怎樣排身體的毒？——Iamgald

A36：先敲帶脈，再敲膽經，敲後撥動膽經的陽陵泉，撥動時如腳部
　　　有麻感，可使毒素從腳尖排出；如沒有麻感，則繼續敲和撥
　　　動，一直到有麻感為好。——中里巴人

Q37：我就是不出汗，再熱的天也不愛出汗，總是憋著很不舒服，該
　　　怎麼改善？——查爾斯cat

A37：若你不愛出汗，可在後背先刮痧，也可刮刮大腸經，然後多揉

小腿脾經，皮膚就會出汗了。——中里巴人

Q38：我膽子小，遇事總是心裡發慌，事情沒有解決，心裡總是不踏實，請問，怎樣做才能消除此症狀？——膽小妹妹

A38：心慌的重要原因是心臟氣血不足，症在心經和心包經，可揉心經的少海、神門，心包經的勞宮和內關。——中醫大哥

Q39：口臭是什麼原因引起的？——心焦

A39：口臭一般有兩種原因，一種是脾胃功能弱所導致；另一種口中有異味，伴牙齦出血有腥味，是心包經堵塞導致。對照看看你自己的情況，如是前一種，可敲打胃經，揉脾經的公孫穴；如是後一種，則沿心包經刮痧。——無聊

Q40：我婆婆後腦勺偏下處長了一個硬包，有好幾年了，現在已長到直徑有1釐米左右，且背上中部有一處刺痛直到尾椎處。她心細，愛為一些小事操心生氣，請問有什麼辦法可治？——小媳婦

A40：心細的人，勞心過度容易導致背部膏肓痛。這時要重點按摩敲打心包經，前臂內側靠近手腕部位用力敲打，上臂內側用力提捏，不必拘泥於穴位。背部脊椎刺痛不好說，若是相應的俞穴痛就好辦，可以試試刮痧。——一堂

Q41：突然右側口腔疼痛難忍，而且疼痛愈來愈劇，估計是上火，鼻子也紅腫，有點潰爛了，我該怎樣辦呢？——突然疼

A41：可以按左手合谷，二間穴。——好簡單

Q42：有什麼治療痔瘡的簡易辦法嗎？沒有便祕現象，但有便血，請老師指教。——緊急求助

A42：用紙巾墊住肛門按揉，堅持一段時間。我也曾經為痔瘡苦惱過好多年，偶然在一本雜誌上看到此法，試之，甚靈。——別急

Q43：我最近腰疼，早晨四五點就被疼醒了，有腰要斷了的感覺，再也躺不住了。請指條明路吧。——布衣

A43：先在後背整條脊椎刮痧，然後兩邊的膀胱經也要刮，再細心地刮一下委中穴，若出痧效果就更好了。若屬慢性腰痛，多揉膀胱經「飛揚」穴，若是近期突發，就多揉膀胱經的「金門」穴，此外，膀胱經的「昆侖」、「申脈」治療腰痛效果也很好。還可在痛處拔罐，若是痛點在脊椎上，可多揉一下腎經的「復溜」穴。——wobenbuyi

Q44：我今年三十五歲，可眼袋如老人一般，眼窩深陷，睡眠淺，多夢，有時半夜2至4點醒了後睡不著，記憶力下降，精力不足，該怎麼辦？——玉竹

A44：你是氣血嚴重不足了，先喝山藥薏仁粥，加些大棗，以健脾養血，然後練推腹法，強腎法，金雞獨立以及撞丹田，也可敲膽經和按摩心包經。——解惑

Q45：我丈夫的腳底有好多死皮，不知用什麼辦法治療？——若水

A45：氣能下行，血不行，腳無血液的潤澤，自然會起皮。可練金雞獨立，常揉小腿脾經，腳面常塗些矽霜也會有效。——愛中醫

Q46：我從小就患濕疹，久治不愈。以前是在身上，現在已經轉移到臉上和脖子上。請老師給指點個法子。——偏愛人間煙火

A46：中醫認為濕疹等皮膚病是風熱之邪所導致的，可以採用活血的方法根治，血行風自滅。按揉血海穴十分有效。——翻書等緣

Q47 : 前幾天感冒，扁桃腺發炎，我沒有吃藥，根據自己的狀況刮痧，後背大椎及肩膀小腸經，脾經的陰陵泉很疼，我就用手按摩。第二天就消炎了，真的很神奇。但是我怕咳嗽，就每晚喝梨水，結果，反而痰特別多。是否是因為梨水較寒，起了反作用？——求醫先問己

A47 : 若脾胃虛寒，則不適宜喝梨水，應選擇白蘿蔔水較為對症。兩者皆有化痰之效，但梨水滋陰潤肺化痰，蘿蔔水散寒順氣化痰，一寒一溫，當辨別用之。——Daiyan

Q48 : 我從事電腦工作多年，身上最嚴重的職業病就是「滑鼠手」，即右手腕勞損，時常酸痛困累，用右手做一些支撐動作也感到吃力疼痛，想知道有什麼方法可以緩解和治癒？——吹衣袖

A48 : 在胳膊上刮痧，胳膊有六條經絡通過，或者點按胳膊上的幾個重要穴位。我自己的頸椎病和肩周炎就是通過刮痧和按摩胳膊和肩部的方法治癒的。——中醫治大病

Q49 : 心包經是不是左右手都有啊？——brandeo1

A49 : 心包經左右兩邊都有，但由於心臟在人體中靠左，通常我們多按摩左邊的心包經更為有效。——木蘭心語

讀者回應文摘

⊙ 把阻塞沖刷乾淨

人體各種治療方法，包括按摩、刮痧、拔罐，都必須基於氣血充足的基礎上。氣血充足以後，治療只是個輔助，就像河流，如果水源充足，碰到阻塞之處，只需挖開一個小口子，水流就會很容易過去，而且還可以把阻塞沖刷乾淨。但如果沒有水，只是疏通河道，那麼河床仍然永遠是乾涸的。——中醫養生

⊙ 按壓手指甲根治腦溢血

腦溢血患者經過治療，也許性命保住了，但卻留下半身不遂的後遺症，尤其是患者的手，總是像握拳似打不開。我們家祖傳一個絕招，通過按壓患者的手指甲根，可以使手伸開，如果每天壓一次，經過按壓七八次，即使恢復不到原來的程度，但自由伸展是不成問題的。具體的做法是：用兩手的大拇指甲，按壓患者的患側手指甲根，要求是必須壓到指甲根上，不能壓指甲肉上。位置找好了，再輕輕地一使勁，患者的手指當時自己就伸開了，壓的時間不要超過30秒。按壓的順序是：先壓中指和拇指甲根，再壓食指和無名指甲根，最後重複壓中指甲根配合小指甲根，前後共壓3次即可。——祖傳中醫

⊙ 取嚏法治落枕

某日晨起發現落枕，自然想到取嚏法，搓兩小紙棍侍候鼻孔，取之5嚏後頭頸轉動順暢，午間再施同法，肩背酸澀盡去，甚是得意。現已堅持兩週早睡早起、敲膽經、揉心包、按太衝、推肚皮、撞大樹、伸懶腰、金雞獨立、啖紅棗飲寶粥，自覺四肢不冰（自小無論冬夏手腳

均冰涼多汗）、腳趾不癢（輕度腳癬多年）、胃口大開（比往日多吃一碗飯，且每到飯點饑餓感明顯）。拜謝兩位老師教給我激發人體小宇宙的方法。——氣運丹田

⊙別忽視心靈的需求和引導

鄰村一位七十多歲的老太太，去年初被醫院診斷患惡性口腔癌，最多只能再多活半年，兒女不敢告訴實情，只說吃點藥過些日子就好，帶她逛街吃飯，讓她享受人生。農村老人勤勞樸實，也信以為真，回來以後雖然身體欠佳，但也照常勞動。一天老人在山裡勞動，看到綠油油的黃豆，突然嘴饞想吃黃豆。未成熟的生黃豆，豆腥味很重，一般人不會動生吃黃豆的念頭，但老人卻覺得心裡很舒服，就這樣饞了就吃，不經意間竟然把病治好了。初冬回醫院複查，兒女和醫生都不敢相信這是真的。現在這位老人還活得健健康康。現代人常常忽視了心靈的需求和引導，反而不如不識字的鄉間老婦人。——topofsummer

⊙按摩經絡控制子宮出血

我練習了小周天健身法再加上按摩血海、三陰交、陰谷、隱白等穴位後，困擾多年的功能性子宮出血得到了有效控制，經量比原來減少3/4，血色素從8提高到10.3，過去幾百副中藥沒有解決的問題終於得到解決。——依依

⊙修心很重要

養生治病要從四個方面入手：修心、修身、飲食、良好的生活習慣。其中以修心最為重要。有句話叫：信則有，不信則無。這充分說明了心態的重要性。也可以這麼說，凡所有病皆為心病。心病中以「貪」最為突出。「少則得，多則惑」，切記，切記。——Fy2045

常用穴位使用方法

※怎樣找穴位：

穴位跟身體其他地方不一樣，當身體生病時，穴位會有反應：用手壓時，穴位會比其他地方要來得疼；或者感覺發涼、發燙；手指按下去，來回摸摸，裡面好像有沙粒或者硬條一樣的東西。有時候，穴位上會起紅點、小豆豆。這些反應都能幫你找到穴位，還能讓你發現身體哪裡出問題了。

※使用穴位的手法：

1. 點按：找到穴位後，用手指肚用
   力往下按壓。如果嫌用
   手指太累，用圓珠筆
   頭、鋼筆帽代替也可
   以。不僅能保健，關鍵時
   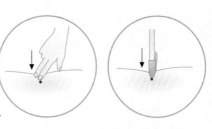
   候還能救命，比如人昏倒時「掐」人中，其實就是點按。

2. 揉法：手指按住穴位做迴旋轉動，就是原地轉圈。
   要注意的是，一直要有向下壓的力，讓力
   量透下去。除了手指，還可用手掌、掌
   根，可以根據身體的不同部位選擇。腰背
   等肉厚、面積大的地方可以用手掌，手
   上、腳上或者骨頭縫的穴位只用手指。
   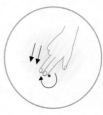

3.敲打：累的時候想讓身體舒服，就要先讓經絡
舒服。用拳頭沿著經絡走行的線來回
敲打，輕重隨意。經絡通了，疾病也
就遠離了。

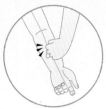

4.推法：稍微用力，用手掌或者手指
沿著經絡移動，腿上的經
要由上向下推，胳膊上的
經要由下向上推。推法可
以推動氣血，讓全身各個
部位都能受益。

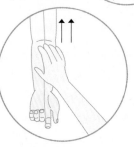

5.灸法：灸法要用一種中藥——艾草，市面上有艾條、艾絨之類的成
品可以選購。把艾條點燃懸放在穴位上，或者沿著經絡來
回移動，艾條與皮膚的距離因人而異，以皮膚有溫熱的感
覺為好。還可以在穴位上放一塊硬幣大小的生薑片，放一
撮艾絨在上面點燃，這又叫「隔薑灸」。

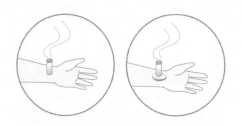

常用穴位指南

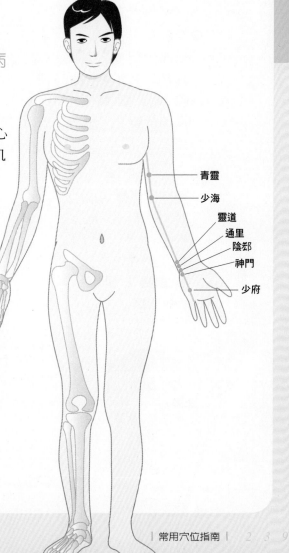

① 手少陰心經
預防和主治的疾病

■心血管疾病：
冠心病、心絞痛、心
跳過慢或過快、心肌
缺血、心慌。

■神經及精神疾病：
失眠健忘、神經
衰弱、精神分
裂、癲癇、精
神官能症。

■其他：
經脈所過處之
肌肉痛、肋間神痛
經。

青靈
少海
靈道
通里
陰郄
神門
少府

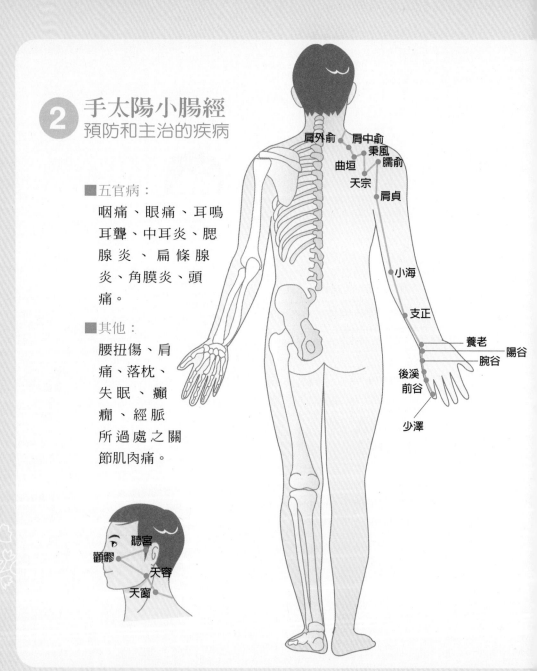

② 手太陽小腸經
預防和主治的疾病

■ 五官病：

咽痛、眼痛、耳鳴
耳聾、中耳炎、腮
腺炎、扁條腺
炎、角膜炎、頭
痛。

■ 其他：

腰扭傷、肩
痛、落枕、
失眠、癲
癇、經脈
所過處之關
節肌肉痛。

肩外俞　肩中俞
曲垣　　秉風
　　　　臑俞
天宗
　　　　肩貞

小海

支正

養老
腕谷　陽谷
後溪
前谷

少澤

聽宮
顴髎
天容
天窗

③ 足少陰腎經
預防和主治的疾病

■泌尿生殖系統：

急慢性前列腺炎、陽萎、早洩、遺精、術後尿留、睪丸炎、痛經、月經不調、骨盆炎、輸卵管及卵巢炎、胎位不正、腎炎、水腫。

■頭部疾病：

頭痛、牙痛。

■其他：

消化不良、泄瀉、耳鳴耳聾、腰痛、中風、休克、經脈所過之各種關節肌肉軟組織疾病。

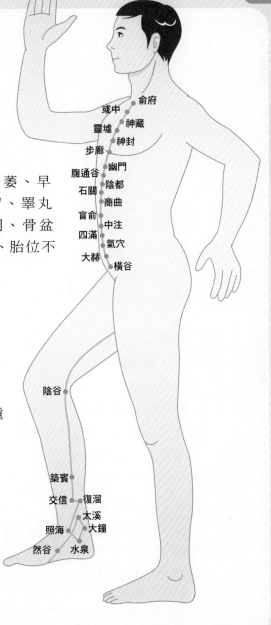

俞府
或中　神藏
靈墟　神封
步廊
幽門
腹通谷　陰都
石關　商曲
肓俞　中注
四滿　氣穴
大赫　橫谷

陰谷

築賓

交信　復溜
太溪
照海　大鐘
然谷　水泉

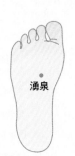

湧泉

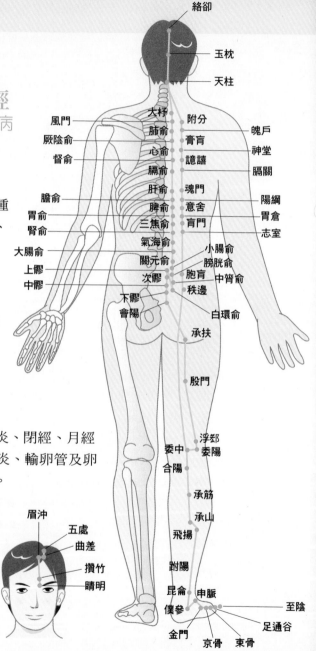

④ 足太陽膀胱經
預防和主治的疾病

■呼吸系統：

感冒、發燒、各種
急慢性支氣管炎、
哮喘、肺炎。

■消化系統：

消化不良、腹痛、
痢疾、胃及十二指
腸潰瘍、胃下垂、
急慢性胃腸炎、肝
炎、膽囊炎。

■泌尿生殖系統：

腎炎、陽萎、睪丸炎、閉經、月經
不調、痛經、骨盆炎、輸卵管及卵
巢炎、子宮頸糜爛。

■其他：

失眠、腰背痛、
坐骨神痛經、中
風後遺症、關
節炎、經脈所
過處之肌肉痛。

絡卻
玉枕
天柱
風門　大杼　附分
肺俞　　　魄戶
厥陰俞　心俞　膏肓　神堂
督俞　　　譩譆　膈關
膈俞
肝俞　魂門
膽俞　脾俞　意舍　陽綱
胃俞　三焦俞　胃倉
腎俞　　肓門　志室
氣海俞
大腸俞　　小腸俞
關元俞　膀胱俞
上髎　　胞肓　中膂俞
中髎　次髎　秩邊
下髎　　白環俞
會陽
承扶

殷門

浮郄
委中　委陽
合陽
承筋
承山
飛揚
跗陽
昆侖　申脈
僕參　　至陰
金門　　足通谷
京骨　束骨

眉沖
五處
曲差
攢竹
睛明

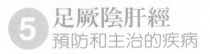

⑤ 足厥陰肝經
預防和主治的疾病

■生殖系統疾病：

痛經、閉經、月經不調、骨盆炎、前列腺炎、疝氣。

■肝膽病：

各種急慢性肝炎、急慢性膽囊炎、肝脾腫大、憂鬱症。

■其他：

頭頂痛、頭暈眼花、暈眩、癲癇、胃痛。

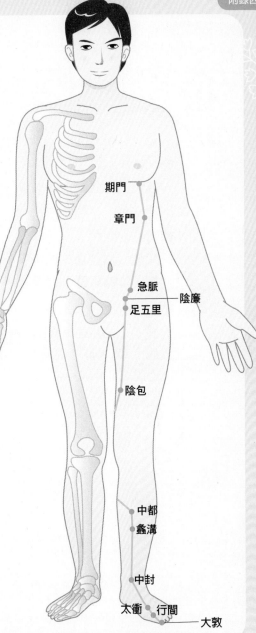

期門
章門
急脈 — 陰廉
足五里
陰包
陰包
曲泉 膝關
中都
中都
蠡溝
中封
太衝 行間
大敦

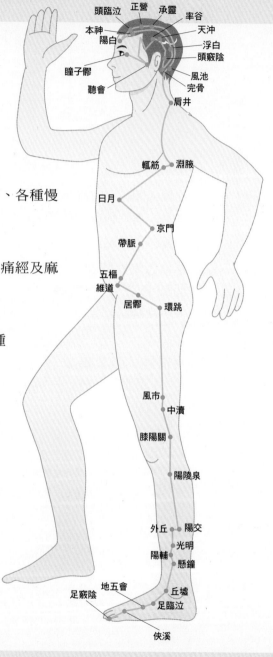

⑥ 足少陽膽經
預防和主治的疾病

■ 肝膽病：

急慢性膽囊炎、膽絞痛、各種慢性肝炎。

■ 頭部五官病：

頭暈、偏頭痛、顏面神痛經及麻痺、耳鳴耳聾、近視。

■ 其他：

感冒、發燒、咽喉腫痛、脅下痛、經脈所過處之肌肉痛。

頭臨泣　正營　承靈　率谷
本神　　　　　　　天沖
陽白　　　　　　　浮白
　　　　　　　　頭竅陰
瞳子髎　　　　　風池
聽會　　　　　　完骨
　　　　　　　肩井

輒筋　淵腋
日月
　　　京門
帶脈
五樞
維道
居髎　環跳

風市
　　中瀆
膝陽關

　　陽陵泉

外丘　陽交
　　　光明
陽輔　懸鐘
　　　地五會　丘墟
足竅陰　　　足臨泣
　　　俠溪

⑦ 足陽明胃經
預防和主治的疾病

■腸胃道疾病：

小兒腹瀉、胃脹、胃痛、胃下垂、急性胃痙攣、胃炎、胃神經官能症、胃及十二指腸潰瘍、消化不良、食慾不振、便祕、泄瀉、痢疾、胃腸蠕動過慢。

■頭部疾病：

黃褐斑、頭痛、眼痛、牙痛、顏面神經麻痺、腮腺炎、咽炎。

■其他：

中風後遺症、慢性闌尾炎、乳腺增生、白細胞減少症、經脈所過處之關節肌肉痛。

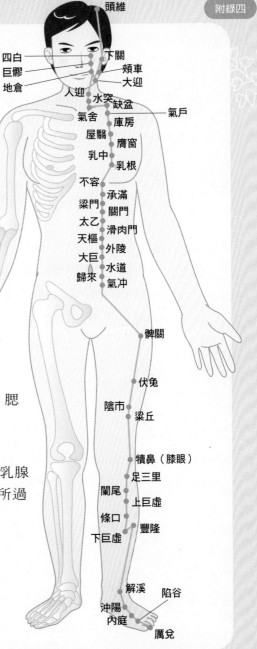

頭維
四白　下關
巨髎　頰車
地倉　大迎
人迎　水突　缺盆
氣舍　庫房　氣戶
屋翳　膺窗
乳中　乳根
不容　承滿
梁門　關門
太乙　滑肉門
天樞　外陵
大巨　水道
歸來　氣冲
髀關
伏兔
陰市　梁丘
犢鼻（膝眼）
足三里
闌尾　上巨虛
條口　豐隆
下巨虛
解溪　陷谷
沖陽
內庭
厲兌

大椎

⑧ 足太陰脾經
預防和主治的疾病

■消化系統疾病：

消化不良、泄瀉、痢疾、便祕。

■婦科病：

痛經、月經不調、閉經、月經提前或延後、骨盆炎、輸卵管及卵巢炎。

■男科病：

急慢性前列腺炎、水腫。

■其他：

不明原因的全身痛、關節炎、經脈所過處之肌肉軟組織疾病。

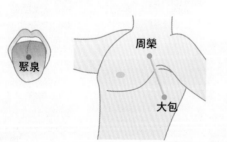

聚泉

周榮

大包

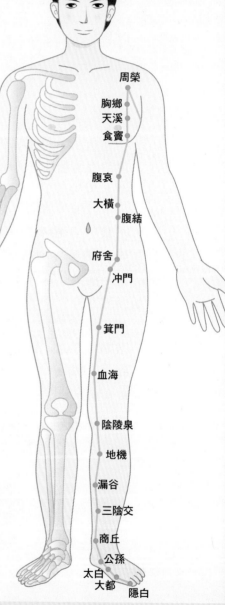

周榮
胸鄉
天溪
食竇
腹哀
大橫
腹結
府舍
沖門
箕門
血海
陰陵泉
地機
漏谷
三陰交
商丘
公孫
太白
大都
隱白

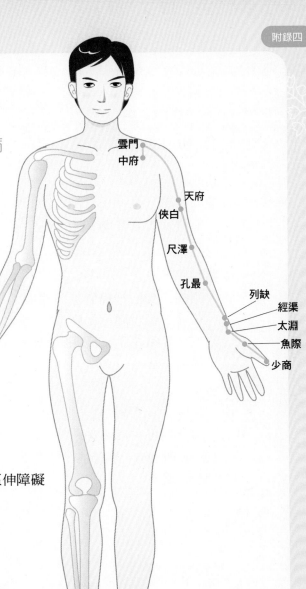

9 手太陰肺經
預防和主治的疾病

■呼吸系統疾病：

各種急慢性氣管炎、支氣管炎、哮喘、咳嗽、咳血、胸痛。

■五官症：

急慢性扁桃腺炎、急慢性咽炎、咽痛、鼻炎、流鼻血。

■其他：

經脈所過處之關節區伸障礙及肌肉疼痛。

雲門
中府
天府
俠白
尺澤
孔最
列缺
經渠
太淵
魚際
少商

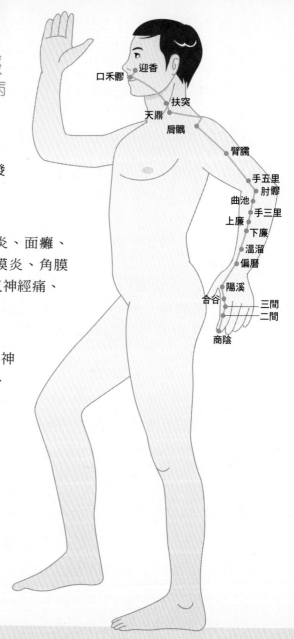

⑩ 手陽明大腸經
預防和主治的疾病

■呼吸道疾病：

感冒、支氣管炎、發
燒、頭痛、咳嗽。

■頭部疾病：

頭痛、顏面神經發炎、面癱、
牙痛、麥粒腫、結膜炎、角膜
炎、耳鳴耳聾、三叉神經痛、
鼻炎鼻塞。

■其他：

頸椎病、皮膚搔癢、神
經性皮炎、蕁麻疹、
經脈所過處之關節活
動障礙。

口禾髎　迎香
扶突
天鼎　肩髃
臂臑
手五里
肘髎
曲池　手三里
上廉　下廉
溫溜
偏曆
陽溪
合谷　三間
二間
商陰

⑪ 手厥陰心包經
預防和主治的疾病

■ 心血管系統：

心慌、心跳過慢或過
快、心絞痛、心肌缺
血、胸悶。

■ 其他：

噁心、嘔吐、憂
鬱症、中暑、
休克、小兒
驚風、胃
痛胃脹、
經脈所過處
之關節肌肉痛。

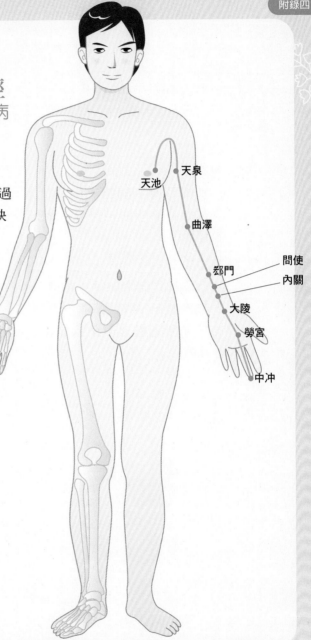

天泉
天池
曲澤
郄門
間使
內關
大陵
勞宮
中冲

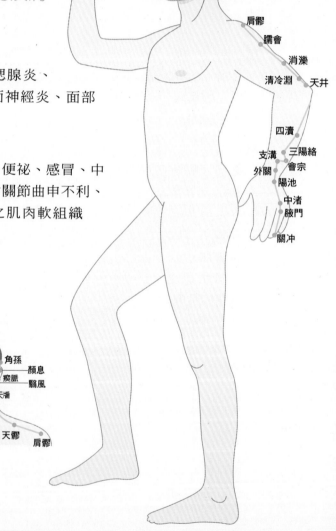

12 手少陽三焦經
預防和主治的疾病

■五官病：
耳鳴耳聾、腮腺炎、
偏頭痛、顏面神經炎、面部
痙攣。

■其他：
肋間神經痛、便祕、感冒、中
風後遺症、肘關節曲申不利、
經脈所過處之肌肉軟組織
疾病。

耳和髎
絲竹
耳門
肩髎
臑會
消濼
清冷淵　天井
四瀆
支溝　三陽絡
外關　會宗
　　陽池
　　中渚
　　腋門
關沖

角孫
顱息
瘈脈
翳風
天牖

天髎
肩髎

⑬ 任脈
預防和主治的疾病

■泌尿生殖系統：
前列腺炎、陽萎、早
泄、骨盆炎、輸卵管及
卵巢炎、白帶。

■消化系統：
胃痛、消化不良、
胃潰瘍。

■其他：
失眠、胸悶氣
短、腰痛。

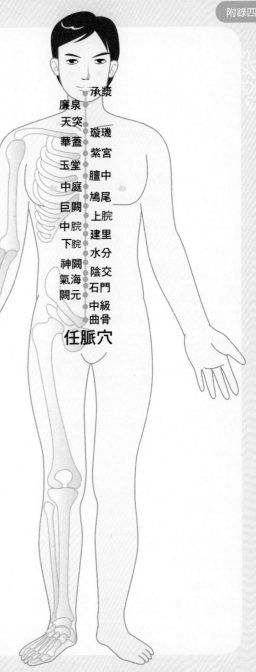

承漿
廉泉
天突 　璇璣
華蓋 　紫宮
玉堂 　膻中
中庭 　鳩尾
巨闕 　上脘
中脘 　建里
下脘 　水分
神闕 　陰交
氣海 　石門
關元 　中級
　　 　曲骨

任脈穴

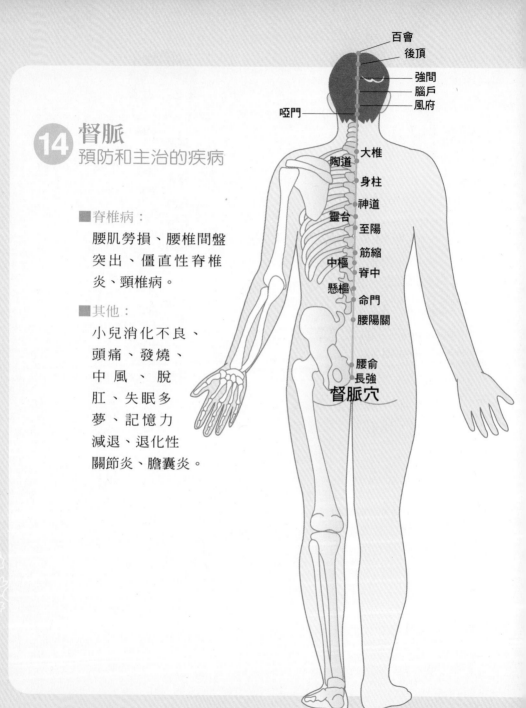

14 督脈
預防和主治的疾病

■脊椎病：
　　腰肌勞損、腰椎間盤
　　突出、僵直性脊椎
　　炎、頸椎病。

■其他：
　　小兒消化不良、
　　頭痛、發燒、
　　中 風 、 脫
　　肛、失眠多
　　夢、記憶力
　　減退、退化性
　　關節炎、膽囊炎。

百會
後頂
強間
腦戶
風府
啞門

大椎
陶道
身柱
神道
靈台
至陽
筋縮
中樞　脊中
懸樞
命門
腰陽關

腰俞
長強

督脈穴

⑮ 足部反射區 - 1

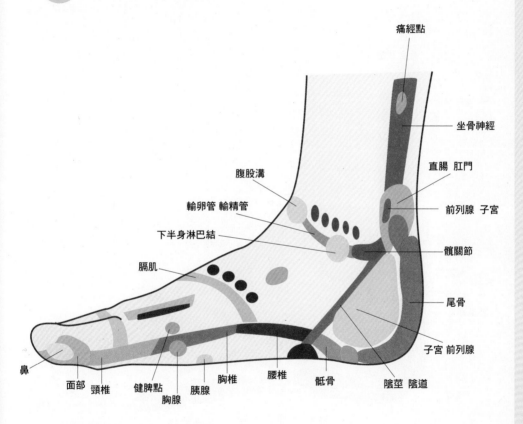

痛經點

坐骨神經

腹股溝

輸卵管 輸精管

下半身淋巴結

膈肌

直腸 肛門

前列腺 子宮

髖關節

尾骨

子宮 前列腺

鼻

面部　頸椎　健脾點　胰腺　胸椎　腰椎　骶骨　陰莖 陰道

胸腺

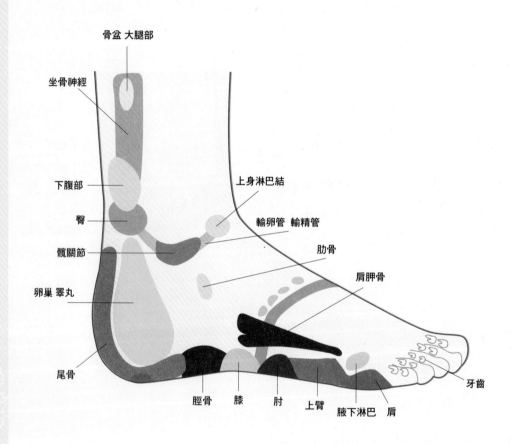

骨盆 大腿部

坐骨神經

下腹部

臀

髖關節

卵巢 睪丸

尾骨

上身淋巴結

輸卵管 輸精管

肋骨

肩胛骨

牙齒

脛骨　膝　肘　上臂　腋下淋巴　肩

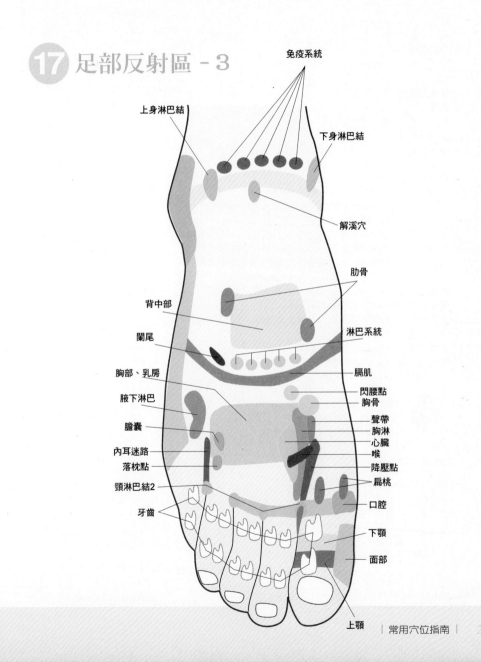

17 足部反射區 - 3

免疫系統

上身淋巴結

下身淋巴結

解溪穴

肋骨

背中部

淋巴系統

闌尾

膈肌

胸部、乳房

閃腰點

腋下淋巴

胸骨

膽囊

聲帶

胸淋

內耳迷路

心臟

喉

落枕點

降壓點

頸淋巴結2

扁桃

牙齒

口腔

下顎

面部

上顎

身體文化 ⑧⑦

養生救命大寶典——求醫不如求己【完全保存版】

作　　者——中里巴人
插　　畫——房立儒
副總編輯——心　岱
主　　編——郭玢玢
編　　輯——李宜靜
美術編輯——耶麗米工作室
執行企畫——艾青荷
校　　對——李宜靜
董 事 長
發 行 人——孫思照
總 經 理——莫昭平
總 編 輯——林馨琴
出 版 者——時報文化出版企業股份有限公司
10803台北市和平西路三段二四〇號四樓
發行專線—（〇二）二三〇六—六八四二
讀者服務專線—〇八〇〇—二三一—七〇五
讀者服務傳真—（〇二）二三〇四—六八五八
郵撥—一九三四四七二四時報文化出版公司
信箱—台北郵政七九～九九信箱
時報悅讀網—http://www.readingtimes.com.tw
電子郵箱—history@readingtimes.com.tw
法律顧問——理律法律事務所　陳長文律師、李念祖律師
印　　刷——盈昌印刷有限公司
初版一刷——二〇〇八年七月十四日
初版十九刷——二〇一〇年一月十三日
定　　價——新台幣二六〇元

行政院新聞局局版北市業字第八〇號

國家圖書館出版品預行編目資料

養生救命大寶典--求醫不如求己【完全保存版】
/中里巴人著. --　初版. -- 臺
北市：　時報文化，2008.07
面；　公分. --（身體文化；87）

ISBN 978-957-13-4873-5（平裝）

1. 經絡療法　2. 穴位療法

413.915　　　97011649

ISBN　978-957-13-4873-5　　Printed in Taiwan

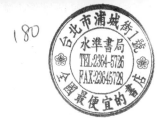